JN011652

グループ動機づけ面接

GROUP

MOTIVATIONAL

INTERVIEWING

回復への意欲を引き出す！高める！

著　磯村　毅
　　関口慎治

メヂカルフレンド社

■| はじめに |■

　グループ動機づけ面接に関する、手軽な入門書はないか。この要望に応えるために本書は生まれました。予想よりずっと難産でした。私は以前より喫煙などの生活習慣改善に関する集団指導を行ってきましたが、2017年からアルコール依存症の入院患者を対象に、より本格的なグループ動機づけ面接による支援を行うようになりました。それと並行して、グループ動機づけ面接に関する研修会も始めました。

　ありがたいことに研修会の反応は素晴らしく、とても充実した時間を過ごすことができました。また、依存症治療を超えて、看護管理、スタッフのチーム作り、患者支援のための様々な会議やカンファレンスにも即使える、との声もいただきました。

　しかし、実際に研修の内容をテキストにまとめてみようとしてみると、集団でのやり取りをリアルな文章として表現するのは思いのほか難しく、ついに図解本にしようと決心。それでもなかなか納得できる内容にならずに、いろいろな人の意見を聞いたりしながら、何度も書き直すことになりました。幸い、パワーポイントを使えば比較的簡単に微妙な表情の変化をイラストにできることに気づき、何とかやり抜くことができました。正直に言えば、まだまだの部分がたくさんあると思いますが、早く世に出し現場で生かしていただきたいとの思いもあり、いったんまとめる決心をしました。

　本書のベースになっているのは、ワグナー（Wagner, Christopher C.）とインガーソル（Ingersoll, Karen S.）による『Motivational Interviewing in Groups』（MIG）（Guilford Pubn, 2012）です。著者の1人インガーソルは、2015年アトランタで行われたトレーナー研修（Training for New Trainers；TNT）でメイントレーナーを務めましたが、私はそのトレーナーサポートとして1年前から準備に加わり、スカイプ での会議を重ねました。アトランタでの準備と本番の5日間は、自分の能力を限界まで引き出されつつも、とても楽しい、夢のような経験で、動機づけ面接やグループの精神やスキルを、受講者を支援する立場から体験し吸収することができました。

　グループでの面接は、うまく機能すると、個人での面接では決して得られない、集団ならではの充実感と発見、そして楽しさを味わうことができます。そして、それがそのまま治療効果につながります。個人のカウンセリングでは困難と思えた人がグループの力で回復する、そういったことも珍しくありません。そんな経験を読者の皆さんの現場で実現できることにつながったら、こんな幸せなことはありません。

2019年12月

磯 村　　毅

依存症のグループにたずさわって、数年間、手探りでグループを運営してきました。動機づけ面接と出会ってからは、動機づけ面接を、グループのなかで使用することが多くなっていきました。しかし、ある程度の実感はあったものの、個人の動機づけ面接ほどの効果を感じることはできていませんでした。

　グループ動機づけ面接を初めて知ったのは、磯村先生によるスーパーバイズにおいてでした。最初はなかなか理解が難しかったのですが、スーパーバイズを受けるなかで、本書にも出てくる「是認返し」の存在を知り、実際のグループで試してみました。そこでの体験は衝撃的で、これがグループダイナミクスなのかと驚きました。グループが育つ。この感覚を皆さんにも体験してもらいたい、そんな気持ちでこの本を書きました。

　皆さんのグループが育ち、会話の花が咲く、そんな瞬間をワクワクしながら想像しております。

2019年12月

関 口 慎 治

Contents

第 1 章

動機づけ面接の基礎

よくある誤解

本書を手に取ってくださった人のなかには、まだ動機づけ面接（Motivational Interviewing；MI）についてほとんど知らない人もいらっしゃることと思います。ここでは、そういう人たちが何となく抱きがちな誤解のなかから、特に大切なものについて扱いつつ、動機づけ面接の基礎について解説します。

誤解1. 動機づけ面接は「動機のない人に動機を与える」面接である

「動機**づけ**面接」という名称からこの誤解が生まれるのは仕方ないと思います。しかし、動機づけ面接は、動機のない人に動機を与える面接法ではありません。動機づけ面接では、（一部の例外を除いて）「動機がない」と見なされている人にも本当は「動機がある」と考えます。そして、それを引き出していこうとするのです。では、なぜ本当は動機があるのに、「動機がない」ように見えてしまうのでしょうか（**図1-1**）。

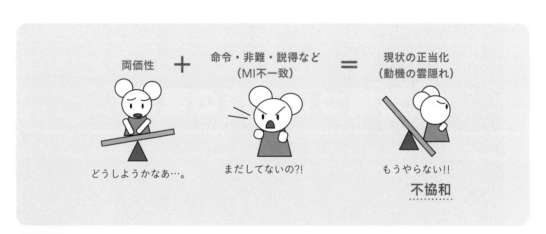

図1-1 なぜ「動機がない」ように見えるのか（磯村、2018）

それは、（1）援助を受ける本人（クライアント）のもつ**両価性**と、（2）援助者の対応のまずさのためです。両価性とは、2つの矛盾する気持ちが1人の心の中に同時に存在することです。喫煙者を例にとれば、このまま「タバコを吸い続けたい」という気持ちがある一方でもういい加減「禁煙したい」という気持ちもある、というような状態です。

この状態のときに、一方的に「禁煙しろ」と説教されるとどうなるでしょうか。その人の心の中には少しは「禁煙したい」という気持ちもあるにもかかわらず、その気持ちは隅に追いやられて、「禁煙したらイライラする」とか、「食後の1本だけは吸い続けたい」というような、吸いたいほうの気持ちが前面に出てきます。さらにしつこくお説教を続けると、最後には「禁煙する気はない。太く短くでいい！」と捨て台詞を吐く、ということにもなります。こうして、一見すると怒りに燃えた「動機のない」喫煙者が出現するので

す。つまり、「動機のない状態」というのは、本人の問題だけではなく「両価性」のある
クライアントに対して支援者が不適切な対応（これを**MI不一致**とよび、警告・非難・命
令・説得・無許可の助言などが含まれます（**図1-2**）をとった結果でもあるととらえるわ
けです。

- ●MIに含まれない（MI不一致）
  - ▶警告、脅し、非難、命令
  - ▶ラベル貼り、評価
  - ▶同情、保証
  - ▶指示、説得、無許可の助言

- ●MIに含まれる（基本スキル）
  - ▶開かれた質問：Open question
  - ▶是認：Affirming
  - ▶聞き返し：Reflection
  - ▶要約：Summary
  - （以上でOARS＝来談者中心の面接）
  - ▶許可のある助言・情報提供

図1-2 動機づけ面接に含まれないもの（MI不一致）と含まれるもの

　そして不適切なMI不一致の対応をとってしまう根っこには支援者の「**正したい反射**」
があると考えます。正したい反射とは、だれかが将来良くないことが起きそうな行動を
とっているのを見かけたときに、「それはまずいよ、こうしたほうがいいよ」と注意して、
正しい行動をとらせたいと反射的に感じることです（**図1-3**）。この「正したい反射」自体
は、人間なら（特に愛情深く保健・福祉スタッフを目指すような人であれば）だれでも
もっているものです。しかし、それをそのまま口に出して「これはダメ、あれもダメ」と
か「ああしろ、こうしろ」と言ってしまうと、相手の反発を招いてしまう可能性が高いわ
けです。特に、相手が両価性をもっている場合にはそうなります。「言われなくてもわ
かってる！」というように。

　それで、動機づけ面接では、支援者が自分自身の正したい反射をいかに抑制し、共感的

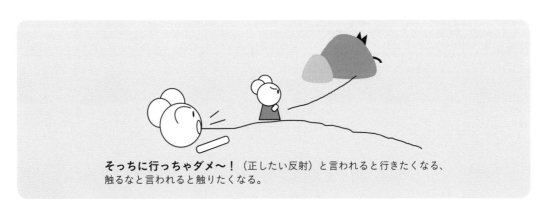

そっちに行っちゃダメ〜！（正したい反射）と言われると行きたくなる、
触るなと言われると触りたくなる。

図1-3 正したい反射

に接するか、が第一の課題となります。うまく抑制できれば、それだけでも相手がもっていたネガティブな感情が和らぎ、隠れていた両価性のもう片方、健康で建設的な方向への気持ちが次第に顔を出すようになります。そしてその良い方向への気持ちをさらに育てるように対応し動機を高めていくのです。

このように動機づけ面接は、（1）支援者が「正したい反射」を控え、クライアントと共感的な関係をつくる（専門的には「来談者中心の面接」とよびます）、（2）共感的な関係を基礎に、対話を通じて、さらに変化への動機を高めていく「方向性のある面接」の2段構えになっています（**図1-4**）。そして、（1）（2）のうち（2）のほうが動機づけ面接らしいところとなります。（2）での課題は両価性をどう解消していくか、ということです。それで、動機づけ面接の定義は次のようになっています。「変化に関する**両価性に取り組むための**来談者中心の面接スタイル」。ちなみに、動機づけ面接を学ぶときには、まず（1）をマスターし、続いて（2）に習熟する、という順番になります。

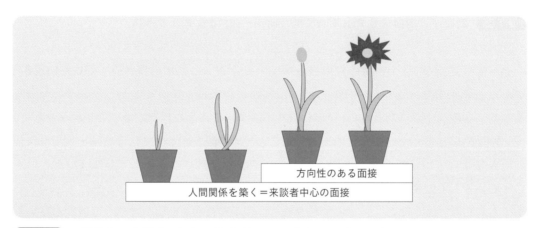

方向性のある面接

人間関係を築く＝来談者中心の面接

図1-4 2段構えで支援（いきなり花を咲かせようとしてもムリ）

▍誤解2. 動機づけ面接は時間がかかる

「正したい反射を抑えて共感的に接する」と聞くと、「じゃあ、時間がかかるよね」と受け取る人がたくさんいます。ところがこれも誤解です。確かに、救急外来などで、患者が「どうしたらいいですか、助けてください!」と指示を待っているような状況であれば、直ちに専門的な指示を出せばよいわけです。ところが、生活習慣の改善のようなテーマの場合、「指示さえ出せば患者の行動がそのとおりに変わる」というのであれば、だれも苦労はしません。

現実には、高飛車に指示を出すとあらぬ反発を招きかえって時間がかかるということも起こります。あるいは、患者はその場では従順なふりをしていても、実際には心を閉ざし二度と来なくなってしまうかもしれません。ですから、支援者側としては、「言うことは

言った」と気持ちに早く区切りがつくかもしれませんが、現実には、指示を出したほうが行動の変化が早いとは限らないわけです。これがこの誤解に関する半分です。

残りの半分は、スキルや態度に関する誤解です。動機づけ面接は、スタイルなので、特定のテーマについてある程度時間をかけて取り組むということは、必ずしも必要ではありません。もちろん、動機づけ面接でも、数分でできることと、数十分でできることとは違います。しかし、どんなに短くても、そのスタイルで接することは可能であり、それにより大きな違いが生まれることも珍しくありません。

たとえば、「定年までタバコを吸い続けるつもりはないが、会社にいるとどうしても吸ってしまいます」と訴える人に、どんなセリフで対応するか考えてみましょう。

医療スタッフの場合、典型的には、「会社にいるとどうしても吸ってしまうのですね。それはなぜですか?」というような、問題の原因を探る、というスタイルでこの発言に対応する人が多いようです。専門家として課題をアセスメントし解決策を提示する、というアプローチですね。それに対して、動機づけ面接では、「どうしても吸ってしまう」という問題点にはあえて触れず(正したい反射を抑制し相手を受け入れつつ)、良いところ(定年まで吸い続けるつもりはない)に着目します。そして「定年まで吸い続けるつもりはないと。それはなぜですか?」というセリフで対応したりします。こうして自分の考えを押し付けるのではなく、相手から変化の動機につながりそうな考えを引き出そうとするのです(**図1-5**)。

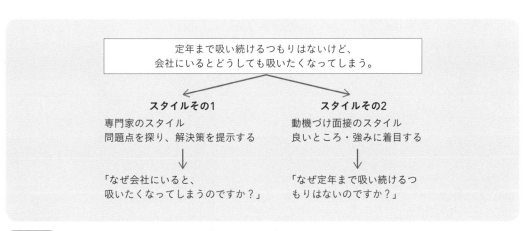

図1-5 **動機づけ面接はスタイル**(磯村、2018)

一般化すると、当人の発言全体を**受容**(Acceptance)しつつ、**協働**(Partnership)する水平な関係で、相手の幸せを**思いやり**(Compassion)ながら、できているところに着目して、建設的な発言や動機を**引き出して**(Evocation)いくわけです。このような態度のことをMIの精神(スピリット)とよび、下線4つの頭文字でPACEと表します。

さて、このように、たった一言でも、動機づけ面接らしいスタイルをとることは可能で

す。スタイルを変えるだけですから、そのために余計な時間はまったくかかりません。にもかかわらず、「なぜ吸ってしまうのですか?」という質問から出てくる答えと、「なぜ定年まで吸い続けるつもりはないのですか?」に対する答えでは、その後の展開が変わりますね。

　具体的に考えると、前者では、「意志が弱いから」とか、「ストレスがかかるとつい」というような現状維持を示唆する発言（維持トークとよびます）が出てくるでしょう。後者では、「最近すぐ息が上がって」とか、「会社が禁煙になったので」とかのように、行動変容に向かう発言（チェンジトークとよびます）が出てくるはずです。

　このように、動機づけ面接は、数分以下のごく短い時間でも実施可能であり、かつ効果を上げうるということになります。

第2節 動機づけ面接によるブレイクスルーと人気の秘密

動機づけ面接が開けた風穴

　依存症など、支援者とクライアントとの関係づくりが難しい分野では、これまでは、厳しく対決して力づくで行動の変化を迫るか、逆に相手を受け入れ話をじっくり聞きつつ気長に変化を待つかの両極端に陥りがちでした。その白か黒かの状況に風穴をあけたのが動機づけ面接です。

　両価性と正したい反射という深い人間理解を基礎に、MI不一致という不適切な対応を避け、クライアントを受容しながら、クライアント自身から発せられる行動変容に関する発言（チェンジトークと維持トーク）に注目し、変化への発言が増えていくように対話を進めるのです。こうすることで、クライアントが変化に抵抗を示してもそれを受容しつつ

その1
依存症患者に対して、厳しく対決するか、受容し追従するかの「白か黒」ではない、第三の方法を示した。

↓

動機が乏しく、ネガティブな感情を持つクライアントにも有用な、援助職にとっても負担（時間的にも精神的にも）が少ない方法として関心が広がった。

その2
来談者中心の面接の具体的な実践方法や客観的な評価方法を、単純かつ明確な形で示した。

↓

根拠に基づく、段階的な学習可能な面接方法として学ぶ人が増えた。

↓

医療・司法・教育・福祉など、両価性が問題となりうる多くの領域で、広く用いられるようになった。

図1-6 動機づけ面接によるブレイクスルー（磯村、2018）

行動変容を促進するという、一見すると相矛盾することが可能となったのです。

もう1つのブレイクスルーのポイントは、動機づけ面接は天才的な名人芸というのではなく、シンプルな原則と客観的な評価方法により、上達に早い遅いはあるにせよ、誰にとっても学習可能な方法として示されているということです。この革新的な方法論と伝達法の2つがそろって初めて、動機づけ面接は、様々な分野に急速に広がることが可能となったといえるでしょう（**図1-6**）。ここで簡単に動機づけ面接の実際のスキルを紹介しておきます。

どうやって共感的な関係を作るか——OARS

共感的な関係をつくるためにまずしなければならないことは、MI不一致を避けることです。これについては、すでに述べました。では、何をしたらよいのかというと、基本的には、4種類しかありません。

1つ目は**開かれた質問（Open Questions）**です。これは、What、Why、Howのように、答えに様々な可能性があり答えるときにいろいろ考えることになる質問のことです。これに対し、日時や場所、頻度など単純な事実を尋ねる質問や、「はい」「いいえ」で回答できるような質問を閉じた質問といいます。

エクササイズ 1　開かれた質問

ここまでの本の感想を自分自身に問いかけてみよう。

「ここまでの感想を教えてください」
① 「というのは？」
② 「もう少し教えてください」
③ 「ほかには？」

上記3つを上から順に自分に問いかけるだけで、自分のなかからいろいろな感想が引き出されることに気づくと思います。まずは上記3つを使ってみましょう。　　　　　　　　（関口、2019）

2つ目は、**是認（Affirming）**です。相手の良いところや長所、あるいは努力しているところに気づいたら、それを口に出して伝えることですね。

3つめは、**聞き返し（Reflection）**です。基本スキルでありながら、最も大切かつ、奥の深い技術です。定義としては、相手の発言に対して、相手の伝えたいことを、言葉になっていないことも含めて想像し伝え返すことです。カウンセラーの気持ちとしては、クライアントの真意はこうかなと仮説を立てて検証しているわけですが、発言としては語尾を下げ肯定文として話します。

> ### エクササイズ 2　聞き返し
>
> **相手の言葉に続けて、聞き返してみよう。**
>
> ▼
>
> 聞き返しのコツは、相手の言葉の裏側にある気持ちを想像することです。
>
> 「お酒をやめるつもりはない」という相手の言葉に対して、相手から「私はどうしてこう言ったのでしょうか？」という質問をされていると考えて、それに答えるように言葉を続けてみるといいですね。
>
> - 答えの例：「やめる自信をもつことが難しい」など
>
> これを最初の言葉に続けると、「お酒をやめるつもりはない、やめる自信がないんだよ」と一人でしゃべっているかのように言葉が継続します。
>
> 上記の例を参考に、身近なやりとりを利用して練習してみましょう。　　　　　　（関口、2019）

　4つ目は、対話の区切り区切りで**要約（Summarizing）**をすることです。

　この4つの頭文字をとってOARS（オールス）とよび、動機づけ面接をするときの基本技術となります。ちょうどボートをオールでかきながら進むようなイメージです。

　このOARSの4つに加え、質問された場合や、援助職が必要と考えた場合に、許可をとって情報提供を行うこともあります。まとめると、動機づけ面接でカウンセラーが行うのは、「OARSまたは許可のある情報提供」ということになります（**図1-2参照**）。

　注意が必要なのは、共感的な人間関係を築く段階では、チェンジトーク・維持トークのいずれに対しても、特に区別せずに、相手の訴えや、心境を、素直に好奇心をもって、可能であれば深いところまで聞き取るということです。そのためには、先入観にとらわれないようにカウンセラー自身の価値観を棚上げする必要も出てきます（**図1-7**）。

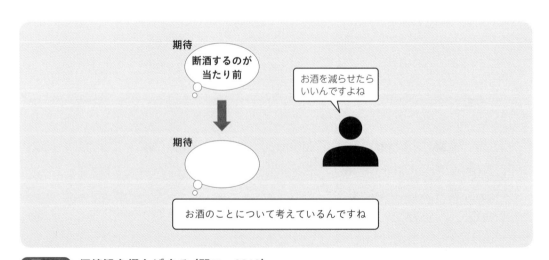

図1-7　価値観を棚上げする（関口、2019）

> **エクササイズ3　価値観を棚上げする**
>
> **フキダシの空欄を埋めてみよう。**
>
>
>
> 「断酒するのが当たり前」という自分の価値観（期待）をゆるめると、価値観を棚上げして、「お酒のことについて考えているんですね」という是認ができるようになります。
>
> ・答えの例：「お酒のことについて考え始めれば○K」など
>
> 上記の例を参考に、身近なやりとりを利用して練習してみましょう。 　　　　　　（関口、2019）

両価性を解消し動機を強めるには

　しっかりした関係ができたら、動機を引き出し強める段階に進みます。ここでも形式的にはやることは同じでOARSです。ただし、チェンジトークと維持トークに着目し、維持トークをやわらげ、チェンジトークが増えるようにOARSを工夫して使います。

　開かれた質問であれば、できるだけ答えがチェンジトークになるような質問（喚起的質問とよびます）をします。先にあげた「どうして定年までは吸い続けるつもりはないの？」という質問はその好例といえます。

　聞き返しであれば、チェンジトークがあればそれを聞き返すようにします。一見するとチェンジトークがないような場合も、行間にそれに類するものが隠れている場合は、それを想像して聞き返すこともしばしば行われます。たとえば、「まだどこもからだの調子は悪くないから当分禁煙するつもりはない」という発話に対し、「からだの調子が悪くなるのは嫌なのですね」とか、「今はそのつもりはないけれど、将来はわからない、ということですね」などです。それで、相手が「はい」と回答したら、変化の方向を意識しながら、たとえば「からだの具合が悪くなるとしたら、どんなことが一番心配ですか？」とか、「将来はわからない。というと？」というように、相手からチェンジトークを引き出す努力をしながら会話を続けていくわけです。

　こうしてある程話の区切りがついたら、要約をします。そのときにも、対話が変化の方向に向かいやすいように工夫します。原則的には、維持トークを前半に、チェンジトークを後半にもってきて、チェンジトークの印象が残りやすいようにします。たとえば、「子どもが小さいので病気になったらそのことが一番心配だけれども、今のところはどこも調子が悪くない」という要約と「今はどこも調子が悪くないけれど、子どもが小さいので病気のことは心配」とではかなり印象が違いますね。さらに接続詞は順接の「一方で」や「そして」を使うようにします。それは、「しかし」などの逆説の接続詞だと、その手前の部分が否定されたような印象を与えるからであり、両価性の両側を尊重するために順接の

接続詞を使います。

動機づけ面接の4つのプロセス

　こうした対話をするためにはまずしっかり共感的にかかわってクライアントとの関係をつくる必要があります。これを「かかわる」プロセスとよびます。次に、行動変容を起こす対象を決めます。たとえば、飲酒なのか、喫煙なのか、食事なのかといったことです。これを「フォーカスする」とよびます。それから、チェンジトークと維持トークに注目しながら、動機を「引き出す」プロセスに進みます。ここが最も動機づけ面接らしいところですが、そのためには、まずチェンジトークに気づくことが必要です。そして相手のペースに合わせつつ（急ぐと維持トークが増えてしまいます）維持トークを減らし、チェンジトークを少しずつ増やしていく。そして最後はクライアントと一緒に計画を立てて実際の行動変容につなげていくわけです。ですので、最後のプロセスは「計画する」となります。ただし、計画のプロセスは必ずしも必要でない場合もあります。両価性が解消されると本人は自らいろいろ計画し行動することも珍しくありません（**図1-8**）。

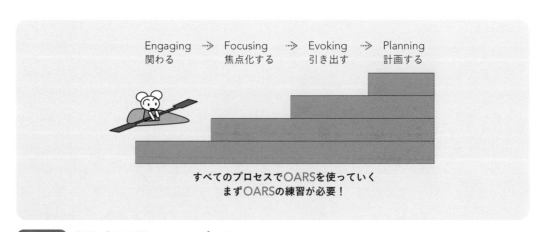

図1-8　動機づけ面接の4つのプロセス

隠れた人気の秘密

　動機づけ面接が広がってきた理由には、上記のように短時間で、動機の乏しい、ネガティブな感情を持つ人にも効果が期待できること、しかもそれが、段階を踏みながらの学習可能な形で示されている、ということが大きいのですが、実はもう1つ隠れた理由があると思います。

　それは、動機づけ面接を学ぶと、面接によるストレスが減り、むしろ患者さんと接するのが楽しくなるという理由からです。つまり、学習者自身にも大きなメリットが感じられるのです。何しろそれまでは、患者さんのためを思って、必死になってあの手この手でお説教していたのに（この状態をレスリングのような面接と呼びます）、動機づけ面接を学んでからは、クライアントさんの気持ちに寄り添いつつ、できているところや努力しているところについてコメントしながら、かつ、相手の動機を高めることができるのです（これをダンスのような面接とよびます）。支援者の消耗が減り、気持ちが楽になる（**図1-9**）。そんな体験をする人も多いのです。グループ動機づけ面接では、リーダーの動機づけ面接の技量がグループの成果を大きく左右します。興味をもたれた人は、ぜひ成書を手に取ってみてください。

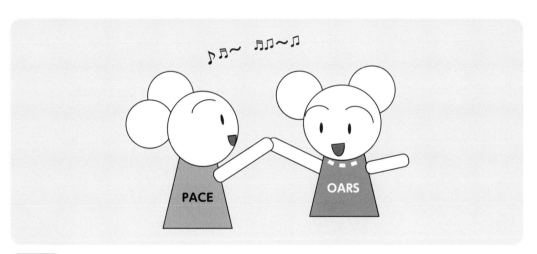

図1-9 ダンスのような面接

第2章

グループ動機づけ面接の
基礎

第1節 チームとグループ

チームとグループの違いは?

まずは辞書を引いてみましょう。

> - **チーム**：ある目的のために協力して行動するグループ。組。スポーツや共同作業について いわれる。「チームを組む」「野球チーム」（大辞泉）
> - **グループ**：①共通する性質によってまとめられた集団。「トップグループ」　②行動 を共にする集団。仲間。組織などの集団にもいう。「仲良しグループ」「企業グルー プ」（大辞林）

　グループには、辞書的には2つの意味があることがわかります。では「グループ動機づ け面接」の場合にはどちらの意味なのでしょうか。私は両方だと思います。

　グループ動機づけ面接を行うメンバーは、ミーティングという行動を共にしますから、 ②は当てはまります。そして、①の「共通する性質」もありますね。たとえば、依存症な どの病気や、法律を犯したという過去の行動といったものです。しかし、それらの共通す る性質のなかで、どの領域のグループにも当てはまり、最も手ごわく、かつ問題となるの は「両価性」といえるでしょう。そして、まさにその両価性の解消を目的に開発されたの が動機づけ面接なのです。

　図2-1、2-2は、チームコーチングとグループ動機づけ面接のイメージをそれぞれ図に したものです。どこが違うか比べてみてください。かなり細かいところまで作り込んであ るので、違いをできるだけたくさん見つけてみましょう。

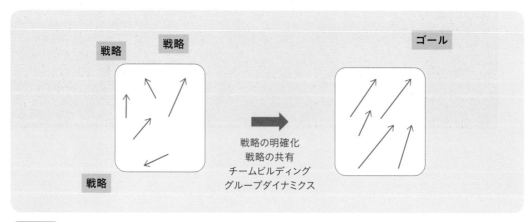

図2-1　チームコーチング（磯村、2017）

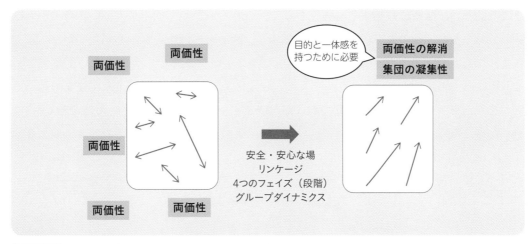

図2-2 グループ動機づけ面接（磯村、2017）

1 目的について

　スポーツであれ、ビジネスであれ、チームの場合は、つくられたときから目的があります。しかし、しばしば問題となるのは、どのような形でその目的を達成するかというゴールのイメージが統一されていないことです。たとえば、サッカーであれば、勝利という目的は1つでも、守備を重視して勝つのか、ある程度の失点は覚悟のうえで攻撃を重視し、高得点をとって勝つのか、というように目指す勝利のイメージは様々です。それぞれのメンバーがばらばらのイメージ（ゴール）を持っていたのではチームプレイはできません。つまり、チームではゴールを明確化したうえで、それを共有することが肝になります。

　グループ動機づけ面接では、援助者側には目的があるにせよ、参加者もそうとは限りません。特に強制的に参加させられている場合には、時間の無駄と考えている人すらいます。積極的に参加している人でも、みんなで何かを成し遂げるというよりも、まずは自分自身の問題を解決したいという気持ちの人がほとんどでしょう。

　ただし、出だしはそうだとしても、グループがうまく成長すれば、自分のことばかりでなく、みんなで力を合わせて、変化に挑戦し、よりよい人生を獲得していこうという集団に変化していきます。つまり、単なるグループからチームへと脱皮していくことが可能であり、理想です。グループ動機づけ面接はこの変化を促進しようとします。

2 各メンバーの特徴

　図をよく見ると、チームでは個人は「→」で表されているのに対し、グループ動機づけ面接では「↔」となっています。これは両価性を表しています。そもそもサッカーなんて興味がない、止めてしまいたい、という気持ちにしょっちゅう悩まされている選手は例外的でしょう。

これに対し、断酒には必ずしも興味がなく、少しでいいから飲み続けたいと考える人は多いでしょうし、その人が、断酒に興味をもち、断酒を続けたいと本心から安定して思えるようになれば、それは両価性が解消されてきたということで、大前進といえるでしょう。

　つまり、グループ動機づけ面接では、各メンバーの両価性の解決が最大の課題であり、そのためにみんなでチームになって助け合い励ましあっていこうとするのです（**図2-3**）。

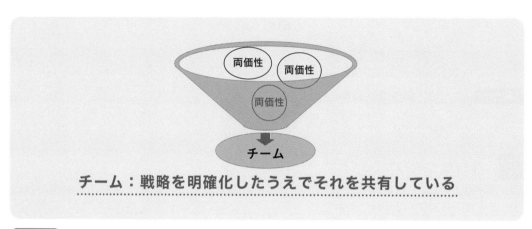

チーム：戦略を明確化したうえでそれを共有している

図2-3　目的：両価性の解決

3 集団としての成長

　チームではゴールが明確となり共有されるにつれ、各人の役割が明確化されチームが機能する仕組みができ上がっていきます。そして単なる個人の寄せ集めではない、グループならではの力（グループダイナミクス）が、良い方向に発揮されるようになるわけです。

　グループ動機づけ面接の場合、単なる個人の寄せ集めがチームとして機能し、各人が抱える両価性を解消していくためには、まず、安全・安心な場を確保する必要があります。それが確保されて初めて、各人の抱える現在の課題から、将来への希望や挑戦まで、お互いの共通点を分かち合い（リンケージ）、刺激し、学び、高めあう段階に入ります（グループダイナミクス）。こうして集団としてのまとまり（凝集性）が高まれば高まるほど、最終的な行動変容の結果も良いことがわかっています。そこで安全安心を確保し、凝集性を高めることを目標に動機づけ面接の様々な考え方やスキルを応用することとなります。

　このようなグループの成長過程は4つのフェイズ（段階）（**p.81本文参照**）として整理されており、おのおののフェイズに見合った支援が行われます。

個人と集団の違いとは

開発初期の苦労

　動機づけ面接の華々しい成功が明らかとなると同時に、この面接法を集団に応用しようとする試みも始まりました。しかし、初期の試みは苦労の連続であったと聞いています。集団ならではの困難さがあったからです。その一方で、個人の面接では行動の変容が難しかったと思われるクライアントが、グループに参加したらうまくいくという経験も出てきたわけです。その頃の研究者たちは、きっと希望と不安の間で気持ちが揺れていたことと思います。個人にはない、集団ならではの長所と短所について、代表的なものを取り上げてみます。

グループならではの治療上の長所

　ワグナーとインガーソル（2012）は、グループで得られる治療効果を10個に整理しました。そのなかで、彼らはグループでなければなしえない効果（長所）を4つあげています。それは何だと思いますか？　順にみていきましょう（**図2-4**）。

長所：集団にしかない強み（治療要素）とは？　下線の4つ

　　普遍性（自分と同じ悩みを持つ人が他にもいる）Universality
　　代理学習（他人を見て学ぶ）Vicarious learning
　　利他　Altruism
　　他者との交流から学ぶ　Learning from interpersonal interactions
　　受容　Acceptance，カタルシス（浄化）Catharsis
　　ガイダンス（導く）Guidance，希望の芽生え　Instillation of hope
　　自己開示　Self-disclosure，自己理解　Self-understanding

2013 Wagner, Ingersoll

☆何を目指すのか
凝集性（Cohesion）グループとしてのまとまりが強く、
雰囲気（Crimate）が明るいほど、結果が良い

図2-4　グループの長所（個人カウンセリングとの相違点）

1　普遍性（自分と同じ悩みをもつ人がほかにもいる）：Universality

　たとえば、引きこもりの子どもの親であれば、どこかに同じ境遇の家族がいると頭ではわかっていても、実際にそういう人と会うことはまれでしょう。そのことが、「なぜわが

子が」というやりきれなさとともに、孤独と結びついていくのですが、グループで、実際に目の前に同じ境遇の人がいるのを見れば、「自分だけではなかったんだ」という実感がわき、それだけでも癒されると思われます。これは、個人のカウンセリングでは不可能です。

2　代理学習（他人を見て学ぶ）：Vicarious learning

　グループには様々な人がいますから、社会復帰に向けて、自分より少し先を行く人も、かつての自分を彷彿とさせる人もいるでしょう。他人の成功や失敗と接することで、「この人でもできたんだ、自分にもできるかも」と励まされることや、逆に用心が必要だと学ぶこともあるはずです。

3　利他：Altruism

　「苦しいときほど誰かを助けてあげなさい」という言葉がありますが、他人に良いこと（利他行為）をすると、気持ちが明るくなるだけでなく、自尊心回復の助けとなります。大げさなことでなくても、参考になるアイデアを出してくれた人に感謝を表明したり、落ち込んでいる人を励ましたり、相手のからだや心をいたわったり、笑顔で接するなど、ちょっとした気遣いを示しあうだけでも違います。また、このことはグループの凝集性の向上にも直結します。

4　他者との交流から学ぶ：Learning from interpersonal interactions

　参加者のなかには、コミュニケーションに課題をもつ人もいます。あるいは長期間引きこもっている人は社会性の訓練が不足しがちです。そのような場合、グループに参加し他者と交流するだけで学びの機会となるでしょう。

グループの短所

1　個人当たりの時間の減少

　動機づけ面接では、クライアントの維持トークが減り、チェンジトークが増えるほど行動変容が起きやすいと考えます。ところが、集団になると、1人当たりの話す時間が減るため、必然的に各クライアントが話すチェンジトークも減ってしまいます。

2　サブグループの形成（一時的でなく固定化するのが問題）

　1対1の面接と違い、グループの場合、リーダーはグループ内部の人間関係にも注意を払わなければなりません。人と人との相性や考え方、それぞれの置かれた状況などにより、集団内には容易に小さいグループ（サブグループ）ができていきます。それはある意味自然なことであり、サブグループができること自体は問題ありません。問題となるの

は、そのサブグループが固定してしまうことです。いつも同じ人がサブグループをつくるようになると、グループ全体のまとまり（凝集性）が高まりません。最悪の場合、内部分裂し対立が生まれ、治療どころではなくなってしまいます。

3 　焦点の拡散

　個人でも、話題がそれていくことはあります。しかしグループの場合、その危険が一気に高まることは容易に理解できますね。時間が無駄となるばかりでなく、治療的効果も損なわれます。

発想の転換が行われた

　初期の研究結果は必ずしも満足できるものではありませんでした。そのころのグループ動機づけ面接では、リーダーは参加者に対して、一人ひとり順番に、ある程度まとまった分量の動機づけ面接を行い、それを他の参加者は聞いている、という形をとることが多かったと聞いたことがあります。

　それまで個人を相手に動機づけ面接をしていたカウンセラーとしては、まずはその形になるのは自然なことです。また、リーダーとの対話を通じてあるメンバーが変化していくのを間近に見ることで、ほかのメンバーの気づきが促され、1人当たりのチェンジトークの減少が補われることも期待されていたようです。しかし現実は厳しく、グループならではの治療上の長所を生かしきれずに、費用対効果（1人当たりのコスト）のほかは成果がないという結果が出ていました。

　そこで、研究者たちは方向転換を決断します。個人に対する動機づけ面接の進め方にこだわるのをやめ、積極的にグループ療法での考え方を取り込むことにしたのです。グループ療法の魅力は「1人では無理でも、みんなで頑張ればできてしまう」というようなグループダイナミクスの存在ですね。それまでのグループ療法の研究で、効果的だったグループほど、グループの雰囲気が明るく、一体感（凝集性）が高いことがわかっていました。そこで、動機づけ面接の精神やスキルを生かしながら、凝集性の高いまとまりのあるグループを生み出すことを最優先することとしたのです。

（1）個人当たりの時間の減少
　…⇨グループダイナミクスを最大限生かす。特に凝集性

（2）サブグループの形成（一時的でなく固定化するのが問題）
　…⇨コリーダーの配置。コンテンツとプロセスの両面から。
　　　　ex. 1人で話し過ぎる人がいる、他人を攻撃する人がいる
　…⇨コリーダーが横から介入（聞き返し・要約などで）

（3）焦点の拡散
　…⇨MIスキルの活用。特にOARS

図2-5 　グループの短所（個人カウンセリングとの相違点）

　つまり、その場その場で、個々人の維持トークに対応し、チェンジトークを引き出すことを第1目標に頑張るのはやめ、セッション全体を通じてグループ全体に働きかけ、バラバラだったグループを、変化を促進する集団の特徴である、よい雰囲気と高い凝集性を持ったグループに成長させることを優先するようにしました（**図2-5**）。

　こうして、MIの精神とスキルをグループ全体の成長に応用するという、単なる個人の動機づけ面接の寄せ集めではないグループ動機づけ面接の基本戦略が形づくられるようになり、成果も上がるようになってきたのです。

　グループの成長を促すためには、グループの短所を減らし、長所を伸ばすことが必要となります。そして安全安心を確保し、一体感（凝集性）のあるグループを実現していかなければなりません。メンバー間の人間関係を良好に保ちつつ、焦点を維持していくことが求められます。そのためには、具体的にはどのような工夫が可能なのでしょうか。次章で順に考えていきましょう。

第 **3** 章

グループ動機づけ面接の
実際

会話のあり方

グループ動機づけ面接の会話の特徴は、ほかの集団療法と対比させながら次のように整理できます。

(1)　単なる集団での授業形式の座学ではない。言いっぱなし・聞きっぱなしでもない。

(2)　お互いに話し合ってよい。むしろメンバーどうしのやり取りは歓迎。

(3)　ある種の集団精神療法と違い、積極的に強い感情を引き出すことはしない（結果として引き出されることはありうるが）。

グループ動機づけ面接では、実際の会話は、動機づけ面接の精神（PACE）に裏打ちされた形で、OARSと許可のある情報提供が主体となって進められます。リーダーによっては、参加者にOARSを教えることも行われています。動機づけ面接の精神からすると、リーダーと参加者は協力しあう専門家どうし、水平なパートナーです。それは、参加者どうしでも同じです。そして互いに受容し尊重しあって、良いところを是認し、アイデアを引き出しあって変化に挑戦していくことになります。

最終的には、リーダーがいなくても、このような建設的な流れが参加者自身の力で実現されていくのが理想です。もちろん、それは理想であって、そこに至るまでにはいろいろな落とし穴が待っています。リーダーには、それをうまく避けるガイドとしての役割も期待されるのです。

グループ動機づけ面接で避けること

開発初期に示された避けるべき落とし穴

ワグナーとインガーソルはグループ動機づけ面接が研究され始めたばかりの2007年、ロルニックの著書[*1]のなかで非常にシンプルにグループ動機づけ面接での落とし穴に触れ

> (1) グループでは個々の参加者たちのコンサルテーションをしないこと
> (Don't conduct multiple individual consultations in a group setting.)
>
> (2) 会話の幅が広がりすぎるのを避けること
> (Avoid allowing the group to become too unfocused.)
>
> (3) 会話が深刻になりすぎるのを避けること
> (Avoid allowing the group to become too serious.)

図3-1　最も気をつけるべき3つの落とし穴

ています。そのグループ動機づけ面接の原点ともいえる古い記述を参考に、グループの落とし穴を整理してみました。おそらく真っ先に心に留めるべき注意点と思われます（**図3-1**）。

グループでは個々の参加者たちのコンサルテーションをしないこと

次のような場面を考えてみましょう。薬物使用の再発防止のためには、「薬を使いたい」という渇望の引き金を予測し避けることが大切、というテーマで話し合っている場面です。A〜Gの7人が参加者。1と2の2人がリーダーとコリーダーです。

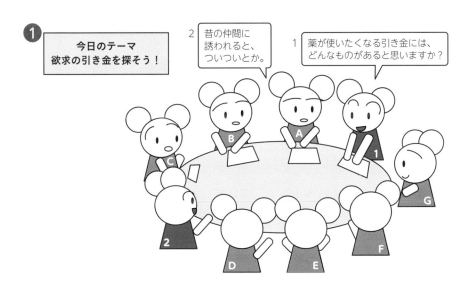

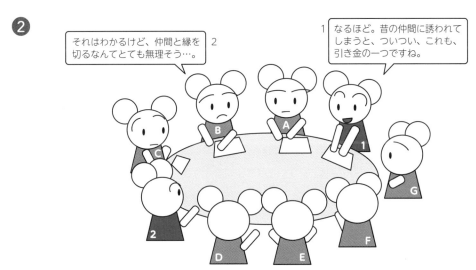

Bさんから、維持トーク（とても無理）が出てきました。あなたならこの先どうしますか？

考えながら続きを見てみましょう。

❸

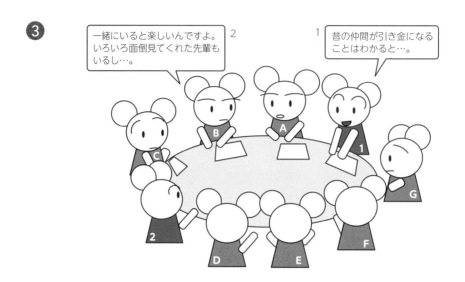

一緒にいると楽しいんですよ。
いろいろ面倒見てくれた先輩も
いるし…。 2

1 昔の仲間が引き金になる
ことはわかると…。

リーダーはチェンジトーク（引き金だとはわかる）の部分を選択的に聞き返し、聞き返しの後の「…」で、Ｂさんの発話を促しています。それに対して、Ｂさんはあくまで、仲間にも良いところがあると現状維持の主張をしてきました。

それでは、この後、リーダーが、仮に動機づけ面接がとても上手であったとしても、いやむしろ、動機づけ面接が上手であればあるほど、陥りやすいわなとは何でしょうか。考えながら続きを見てみましょう。

❹

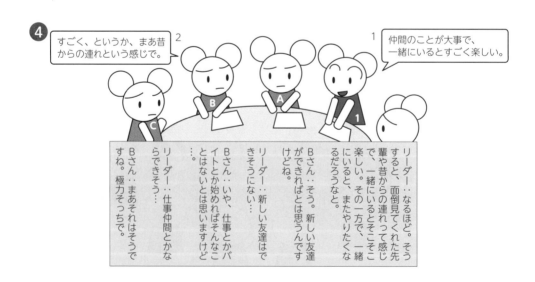

すごく、というか、まあ昔
からの連れという感じで。 2

1 仲間のことが大事で、
一緒にいるとすごく楽しい。

リーダー：なるほど。そう
すると、面倒見てくれた先
輩や昔からの連れって感じ
で、一緒にいるとそこそこ
楽しい。その一方で、一緒
にいると、またやりたくな
るだろうなと。

Ｂさん：そう。新しい友達
ができればとは思うんです
けどね。

リーダー：新しい友達はで
きそうにない。

Ｂさん：いや、仕事とかバ
イトとか始めればそんなこ
とはないとは思いますけど
…。

リーダー：仕事仲間とかな
らできそう…。

Ｂさん：まあそれはそうで
すね。極力そっちで。

これが、個人の動機づけ面接をグループでやってしまった例です。この例では収まるところに収まりましたが、**皆の目の前でのやり取り**ですから、Ａさんもムキになってしまう

かもしれません。あいるは本心とは別に「良い子」を演じてしまうかもしれません。いずれにしても、個人のカウンセリングのときのように、落ち着いて自分の心の中をのぞくことは難しいでしょう。また、まわりの参加者ネズミたちの表情を見てください。微妙につまらなさそうな受け身の雰囲気になっています。リーダーとＡさんとの２人だけのやり取りが長引けば長引くほど、他のメンバーは放っておかれた感じを抱くかもしれません。

　それでは、グループ動機づけ面接では、どのようにしたらよかったのでしょうか。③のシーンに戻って続きの④を考えてください。こんなのはいかがでしょうか。

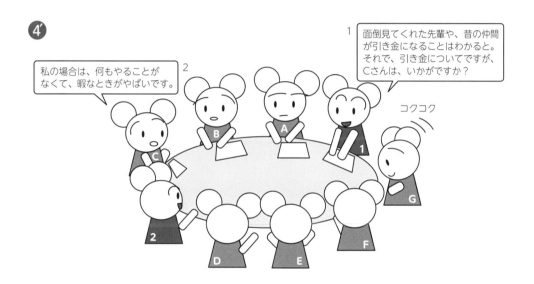

④'

1　面倒見てくれた先輩や、昔の仲間が引き金になることはわかると。それで、引き金についてですが、Cさんは、いかがですか？

2　私の場合は、何もやることがなくて、暇なときがやばいです。

コクコク

　個人の動機づけ面接のスキルがあると、どうしても抵抗や維持トークに出会ったとき、それに対処する際の文言が思い浮かび、反射的に個人に対する動機づけ面接のスキルを使って相手を変えようとしがちです。しかしグループでは、グループ全体の雰囲気を良くし一体感を育むことを優先するので、リーダー自身がそうした対応をするのは最低限にします。ここでは、Ｂさんの維持トーク（友達を切るのはムリ）に対処することよりも、「引き金探し」という皆にとっての焦点を維持することが優先されます。

　もちろん、最終的にはＢさんの気づきを促すことは大切です。しかしグループでは、個別の動機づけ面接とはちがった戦略をとることとなります。たとえば、グループならではの効果のうち「代理学習（他人の様子から学ぶ）」などを利用するわけですね。この例ではＣさんの発言を聞いてＢさんは「自分もそうかも」と気づくかもしれません。そしてそのために、積極的に、グループのほかのメンバーやコリーダーの力を引き出すようにします。

焦点がぼけすぎるのを避けること

　事例から見てみましょう。依存症家族の会のミーティングです。すでに顔なじみのご家

族たちで、今回は、「回復の目標を考えよう」をテーマに、（1）からだの健康、（2）心の健康、（3）人間関係の修復、（4）生きがい の4つに分けて話し合う予定です。最初のアイスブレイク（チェックイン）の後、リーダーがからだの健康に話題を定め、順番に尋ね始めたところからです。

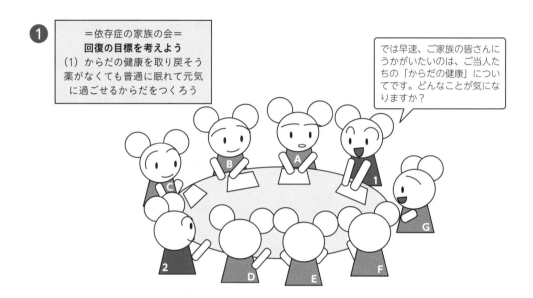

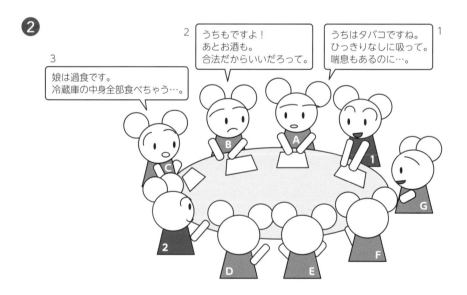

さて、この後どうしますか？

A.　（活発に発言が出ているので）そのまま様子を見る。

B.　（話がバラバラでそれていきそうなので）共通点をつなぎつつ、もともとの話題に戻す。

C. （過食の話が初めて出て興味がわいたので）続きを促す。

　正解があるというわけではありません。それぞれが一長一短であり、どれでもいいかなと思います。AやBはもちろん、Cであっても、仮に、今回初めてCさんが娘の過食の話を打ち明けてくれたのだとしたら、「というと？」と少し寄り道するのもありだと思います。またグループの成長の度合いによっても変わってくることでしょう。たとえば、それまでは皆静かにしていたのに、だんだんお互いになじんできて、それぞれが発言するようになったばかりなのであれば、せっかくの機会なので、そのまま様子を見る（A）がいいかもしれません。あるいは、まだ互いに打ち解けず緊張しているメンバーがいるようならば、何が飛びだすかわからない混乱した状況よりも、ある程度リーダーがコントロールして安心・安全な雰囲気を保ったほうが、つまりBがいいかもしれません。あるいは、すでにミーティングを重ね、建設的な議論に慣れてきているようであれば、Aで様子を見ていても、メンバーの誰かがまた話を戻すことをしてくれるかもしれません。さて、ここではAで続きを見てみましょう。

❸ A

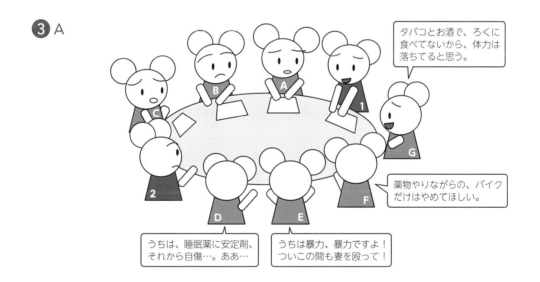

　見事に、焦点が拡散していきました。のびのびと一番訴えたいことを発言されている様子です。ただこのままだとさすがに焦点が拡散しすぎなので、元に戻すことにしましょう。あなたならどうするか考えながら、続きを見てみましょう。

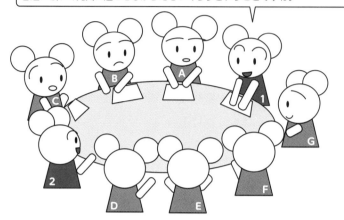

❹ A
> タバコ・お酒・過食・暴力・バイク・自傷などいろいろ出てきましたね。皆さんそれぞれにつらい思いをされるなか、よく来てくださったと感謝しています。苦しい状況に絶望的な気持ちになることも多いと思いますが、薬物からの回復を考えるときには、からだの健康が目標の一つになります。薬がなくても、普通に眠れて元気に過ごせるからだをつくろうということですね。

　各メンバーのコメントに簡単に一言ずつ触れながらサマリーをした後、話の初めに戻っています。これで拡散した焦点は戻りました。

　ではこの後どう進めますか？　特に、Dさん、Eさん、Fさんは、からだの健康についてはまだコメントがありません。ここを計算に入れて考えてみましょう。こんなのはどうでしょうか。

エクササイズ5　焦点を維持する

拡散した焦点を元に戻し、維持する練習をしよう。

- 人数：5人程度
- 役割：リーダー1人、メンバー4人
- テーマ：「からだの健康」

からだの健康をテーマに一言ずつ、Aさんから開始します。Cさんまできたときに、いったん要約し、「からだの健康は大事ですね」と皆に伝え、「Dさんいかがですか」とDさんに言葉を促します。

(関口、2019)

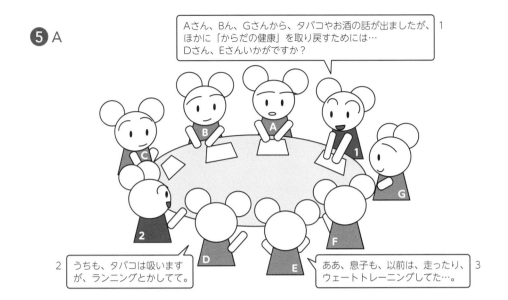

焦点の保ち方について雰囲気を感じていただけたと思います。

それでは、練習として、初めの②のところで、焦点の拡散を防ぐために、早めに、Bの「共通点をつなぎつつもともとの話題に戻す」を選ぶとしたら③をどうするか、について考えてみてください。

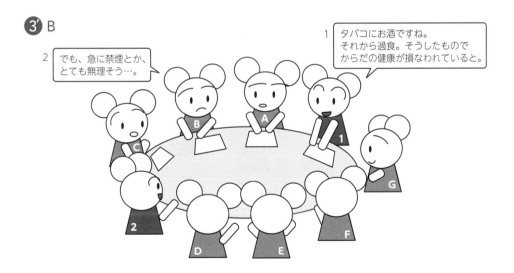

焦点を戻すこと自体はそんなに難しくないとお感じになったと思います。しかし今度はBさんから、話題はからだの健康ではあるものの、別の方向に、維持トークが出てきました。このように、グループでは常に常に話は拡散していこうとします。あなたならどうするか考えながら続きを見てみましょう。今回は細切れではなく、一気に長いやり取りを載せますね。

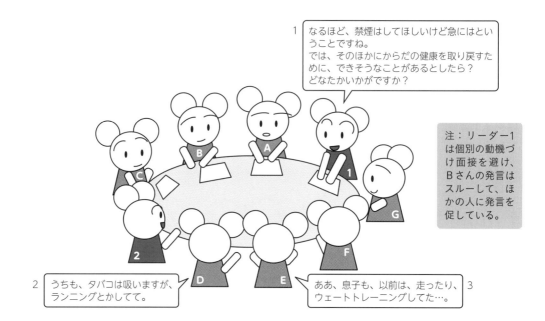

1 なるほど、禁煙はしてほしいけど急にはということですね。
では、そのほかにからだの健康を取り戻すために、できそうなことがあるとしたら？
どなたかいかがですか？

注：リーダー1は個別の動機づけ面接を避け、Bさんの発言はスルーして、ほかの人に発言を促している。

2 うちも、タバコは吸いますが、ランニングとかしてて。

3 ああ、息子も、以前は、走ったり、ウェートトレーニングしてた…。

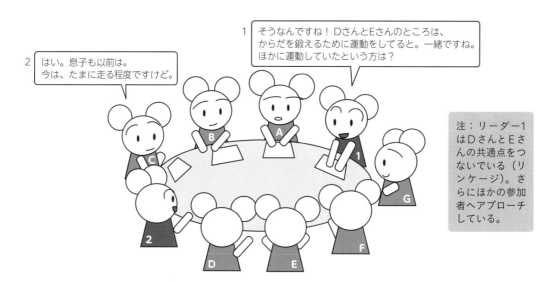

2 はい。息子も以前は。
今は、たまに走る程度ですけど。

1 そうなんですね！DさんとEさんのところは、からだを鍛えるために運動をしてると。一緒ですね。
ほかに運動していたという方は？

注：リーダー1はDさんとEさんの共通点をつないでいる（リンケージ）。さらにほかの参加者へアプローチしている。

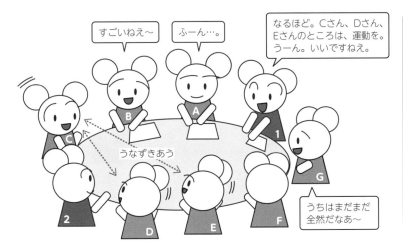

すごいねえ〜

ふーん…。

なるほど。Cさん、Dさん、Eさんのところは、運動を。うーん。いいですねえ。

うなずきあう

うちはまだまだ全然だなあ〜

注：リーダー1は是認とリンケージをしている。
注：ほかの参加者の明るい雰囲気に比べ、Gさんはおいていかれている感じ。Gさんは、リーダー1の真横なので、リーダー1はGさんの表情に気づきにくい。

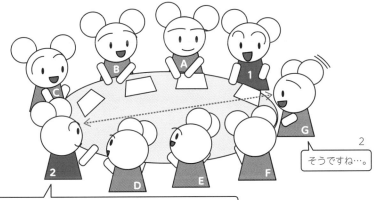

そうですね…。

1 今はとても考えられないという方もあると思いますが、からだの健康を取り戻すというのが目標の一つになる、ということは心にとめておいてくださいね。
ほかにも、食事とか、規則正しい生活とかもありますから…。

注：リーダー1に代わり、リーダー2は直ちにGさんの気持ちをフォロー。アイコンタクトも取り、Gさんも輪の中に合流。プロセスリーダーの機能（p.59本文参照）を果たしている。

第3章　グループ動機づけ面接の実際

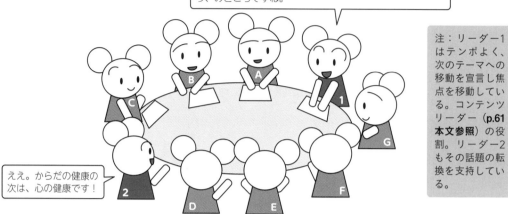

はい。それでは続けて、2の心の健康に進みましょう。薬がなくてもやっていける落ち着きをもてるようになりましょう、のところですね。

ええ。からだの健康の次は、心の健康です！

注：リーダー1はテンポよく、次のテーマへの移動を宣言し焦点を移動している。コンテンツリーダー（**p.61本文参照**）の役割。リーダー2もその話題の転換を支持している。

不適切発言への対応

　焦点の維持はリーダーの重要な役割です。では、焦点がそれたり拡散しすぎたときに戻すことが大切なのか、それとも、そもそも、それたり拡散しすぎないように予防するほうが大切なのかどちらでしょうか。

　グループ動機づけ面接では明確に、予防するよりは戻すことが大切と述べています。確かに、しきりに本来の話題とそれた自分語りをしたがる人がいる場合は注意が必要です。特に、あるメンバーが他のメンバーについて、上から目線で意見したり批判を繰り返す「セラピストもどき（Pseudotherapist）」の言動をする場合は緊急を要します。グループ動機づけ面接の根本が脅かされているからです。

　しかしそんな場合こそ、性急に注意を与えたりせず、動機づけ面接の精神に沿った対応をし、モデルを示す必要があります。ありがたいことに、焦点を戻す方法は、ソフトで間接的なやり方から、直接的なやり方までいろいろありますし、少しずつ強度を上げて実施することもできます。最終的には直接そのことを指摘しお願いすることもできます（**図3-2**）。それに対して、予防に力を入れすぎて、メンバーが萎縮してしまった場合はどうでしょうか。もしメンバーがリーダーの顔色をうかがいつつシーンとなるような雰囲気に一旦なってしまうと、これを元気づけ自由な発言を促すことは至難の業と言えるでしょう。そこで、ある程度自由な水平な空気を保つためにも、イザとなったら介入できるスキルを磨いておくことが極めて重要です。

(1) 特に対応せず先に進む（スルーする）、そのまま話を続けたり、ほかの人に話を振ったりする。
　　…理想的にはこれで収まれば一番良い。
(2) 発言の方向を建設的な方向へ変える聞き返しをする
　　断酒会に行っても何も変わらん→何か変わるかなと期待して断酒会に行った。
　　やる気のない人がいるのがちょっとね…→みんなでやる気を出していきたい。

　　下記の段階は、特に急を要する「治療者もどき」について、
　　参加者A（治療者もどき）の参加者Bに対する発言を例に：
(3) 参加者の不適切発言を（よりMIに一致した言い方で）言い直して聞き返す。
　　a）閉じた質問を開かれた質問へ
　　A：Bさん、君、本当にやる気あるの？
　　　…≫Aさんは、Bさんが、どのくらいやる気があるのか知りたいと。
　　b）査定・評価的な発言を複雑な聞き返しに
　　　A：Bさん、また失敗ですか。意志が弱いねえ。
　　　…≫何とか意志を強くもって成功してほしいということ。
　　c）挑戦的な発言を自律性を尊重する発言に
　　　A：Bさん、いい加減に決心しなきゃ！
　　　…≫Aさんは、「どうするかはBさん次第」ということが言いたいのですね。
(4) 発言者の意図を確認する問いかけをする（Exploring intent）。
　　（この段階からはリスクが増すが、必要なら躊躇しない）
　　A：Bさん、本気で子どものことを思えば、やめられるはずだよ！
　　　…≫Aさん、AさんはBさんのことを心配して、ご自身の経験から、
　　　うまくいった方法をおっしゃっているのですよね。
　　（必要なら以下を追加する
　　　：Bさんも、そのように受け取っておられるとは思うのですが、念のため。）
(5) グループのルールを振り返る
　　　…≫Aさん、AさんはBさんに、繰り返し、「子どものことを考えればやめられるはずだ」
　　　とおっしゃっていますが、ちょっと、最初に決めたグループでのルールを思い出してみましょう
(6) 不適切発言をする人に、行動を変えるように直接お願いする。
　　　…≫Aさん、Bさん自身も子どものことを心配しているので、その話は控えてくださいますか
※最後に各参加者の共通点をリンケージして、凝集性の回復と深化を図る。

図3-2　**不適切発言への段階的対応**

(Wagner, C. C., Ingersoll, K. S., et al : Motivational Interviewing in Groups, 2012, p.158-159 より引用)

次の例で不適切発言への動機づけ面接的な対応について考えてみましょう。

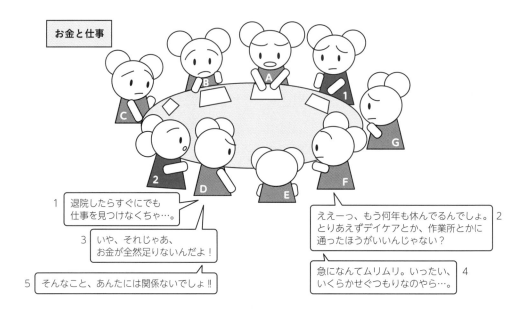

Dさんの発言に対し、Fさんは思わず、アドバイスを始めました（セラピストもどき）。しかもMI不一致の許可のない形だったので、Dさんは反発します（参加者にOARSを教えるリーダーがいるのはこれを防ぐためでもあります）。それに対しFさんはさらに嫌味っぽい発言までしてしまい、Dさんの感情がエスカレート。もう一刻の猶予もありません。どうしますか？

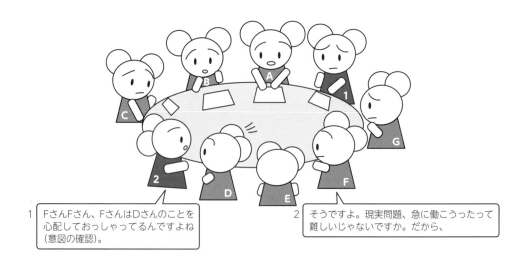

リーダー2の発言にDさんは振り向きちょっと気をそらされたようでしたが、Fさんはあいかわらずセラピストもどきを続けます。Fさんはまだ自分の問題点に気づいていない様子です。Fさんの気持ちを受け入れつつ対処する必要があります。どうしますか？

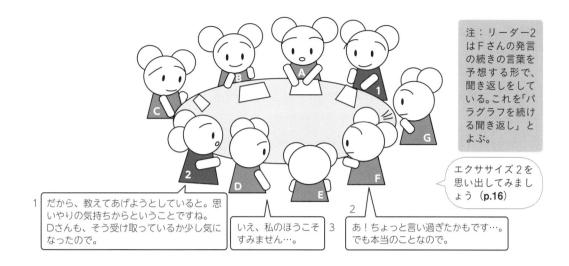

注：リーダー2はFさんの発言の続きの言葉を予想する形で、聞き返しをしている。これを「パラグラフを続ける聞き返し」とよぶ。

エクササイズ2を思い出してみましょう（p.16）

1　だから、教えてあげようとしていると。思いやりの気持ちからということですね。Dさんも、そう受け取っているか少し気になったので。

3　いえ、私のほうこそすみません…。

2　あ！ちょっと言い過ぎたかもです…。でも本当のことなので。

　Fさんもよくなかったと気づきました。これで一応、危機は去ったことになりますが、このままだと、しこりが残ったままです。凝集性を少しでも取り戻したいところです。どうしますか？

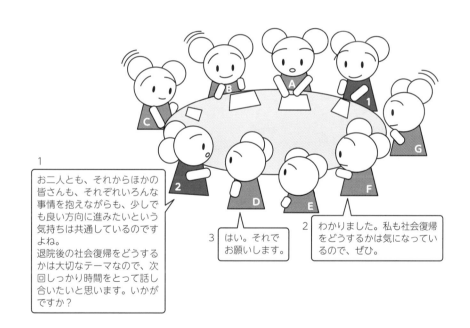

1　お二人とも、それからほかの皆さんも、それぞれいろんな事情を抱えながらも、少しでも良い方向に進みたいという気持ちは共通しているのですよね。退院後の社会復帰をどうするかは大切なテーマなので、次回しっかり時間をとって話し合いたいと思います。いかがですか？

3　はい。それでお願いします。

2　わかりました。私も社会復帰をどうするかは気になっているので、ぜひ。

焦点が深刻になりすぎるのを避けること

　グループの個人との違いに、ネガティブな感情によるダメージの強さがあります。個人のカウンセリングでもネガティブな感情は扱いに注意が必要ですが、クライアントはカウンセラーと二人きりの安全・安心な環境のもと、人目を気にせず自身の心の中のつらい部分を探ることができます。しかしグループの場合、他のメンバーの存在があります。それが気になり無理がかかったり、気持ちの整理が中途半端になってしまうこともあるでしょう。ある意味さらし者になってしまうからです。

　また、他のメンバーにとっても、その人のネガティブな感情に圧倒されて、気持ちが沈んだりショックを受けることもあるでしょう。こうしてグループ全体が重苦しい雰囲気になると、建設的な変化を起こそうとするエネルギーが減ってしまいます。

　それで、グループ動機づけ面接では、一部の集団心理療法と違って、積極的にネガティブな感情を引き出すことはしません。また、仮に結果的にネガティブな感情が引き出されることがあったとしても、深刻になりすぎた場合には、その深刻な感情を無理に味わわせるのではなく、気持ちが軽くなるように対応します。次の事例を見ながら、強いネガティブな感情が引き起こされたときどう対応するか考えてみましょう。

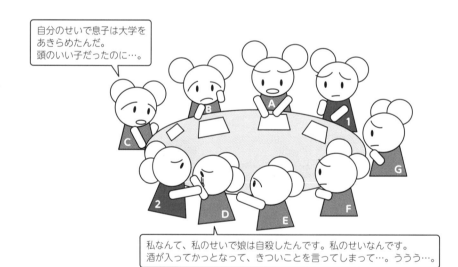

自分のせいで息子は大学をあきらめたんだ。頭のいい子だったのに…。

私なんて、私のせいで娘は自殺したんです。私のせいなんです。酒が入ってかっとなって、きついことを言ってしまって…。ううう…。

　Ｃさんの発言に触発されて、Ｄさんは思わず自分の心の深い部分にわだかまっていた苦しい思いを吐露します。そういうことが起きること自体、このグループが安全安心な場所であることを示唆しています。他の心理療法ではＤさんの語った「私のせいで…」という思考の妥当性やその背景にあるものについて扱うことも考えられます。しかしグループ動機づけ面接では、深くて強いレベルでの感情のやり取りは避け、雰囲気を深刻になりすぎ

ないようにします。

　具体的には、OARSを使って、より表面的なレベルへ焦点をずらし、浅い聞き返しを繰り返すことができます。考えてみてください。それでは続きを見てみましょう。

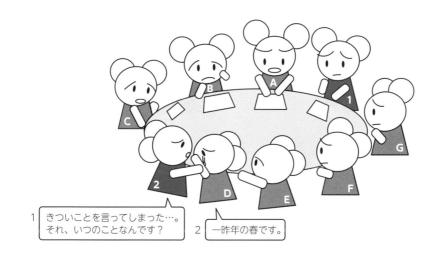

注：リーダー2はDさんの言葉を単純に浅めに聞き返し、寄り添いながらも、事実を尋ねる閉じた質問をして、話題を表面的な内容に誘導している。

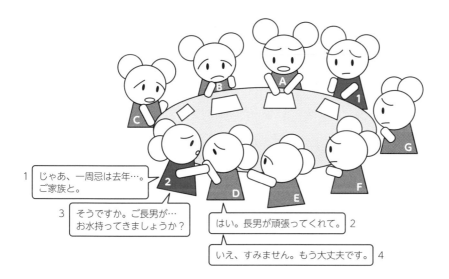

注：リーダー2は事実を聞き返す浅い聞き返しを繰り返している。「水を飲む」は、興奮した人を「今ここ」に引き戻すのに役立つ、昔からよく用いられるスキル。

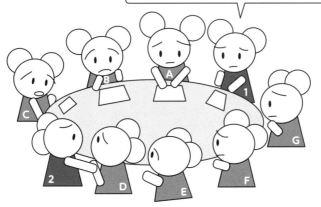

Cさんも、Dさんも、本当につらい思いを乗り越えて、ここに集まってきてくださっているのですね。きっとほかの方々も同じですね。

注：リーダー1はまず、CさんとDさんに、是認とリンケージを行っている。またそれに続いて、グループ全体へも是認とリンケージを行っている。こうした予測外のこと（Dさんが泣いてしまった）が起きても、その経験を共有し気持ちを通わせることで凝集性を高めていく。

　ここでは特に注意するポイントとして、個人のカウンセリングをしないこと、焦点のずれや拡散、焦点が深刻になりすぎることの3つを取り上げました。このように、会話を形成していくに際しては、様々な要素を考慮する必要があります。主なものとして、ここで扱った会話の幅（広いか狭いか）、および深さ（表面的か心の深いところまでいっているか）があります。

　幅については、逆に狭くなりすぎることもあります。細かい話が続き参加者の注意や関心が続かなくなったときは、逆に会話の幅を広げる必要があります。また表面的で儀礼的な話ばかりだと退屈になってしまいます。この場合は話を深めていく必要があるわけです。このほか、話題の進行の勢い（スピード）にも注意が必要です。早すぎても遅すぎてもよくないわけですね。これらの要素について**図3-3**にまとめました。

勢い	加速させる ⟷	減速させる
	●建設的な変化に向かう開かれた質問をする ●（建設的な内容を含む）パラグラフを続ける聞き返しをする	●減速を提案する。 ●記入作業やペアでのワークをする
幅	広げる ⟷	狭める
	●幅を広げるために関連する事項とつなげる要約をする。 ●視野が広がる助けとなる開かれた質問をする	●閉じた質問で会話の焦点を絞る ●対話の方向を意識して選択的な聞き返しをする
深さ	深める ⟷	浅くする
	●感情や価値を含む深い聞き返しをする ●感情や価値の表出に対して是認をする	●浅い聞き返しをする　●ユーモアを用いる ●視点を転換する

図3-3 高度な会話形成の主な方略

(Wagner, C. C., Ingersoll, K. S., et al : Motivational Interviewing in Groups, 2012, p.157 より改変引用)

グループ動機づけ面接で
積極的に試みること

積極的に試みること ［1］リンケージ

　前節では、気をつけるべき落とし穴について説明しました。それでは次に積極的に試みることをあげてみます。最も特徴的なのは、「つなげる（リンケージ）」です。その目的は凝集性を高めることです。これは参加者間の共通点、できればポジティブな「似たところ探し」をすることです。事例を見てみましょう。薬物依存の当事者の集まりで、ミーティングの始まりに、リーダーから「今週はどんな様子でしたか？」との問いかけがあったところです。

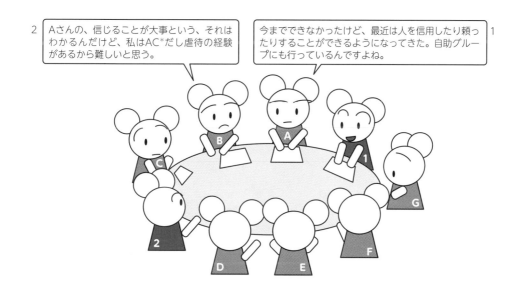

> 2　Aさんの、信じることが大事という、それはわかるんだけど、私はAC*だし虐待の経験があるから難しいと思う。

> 今までできなかったけど、最近は人を信用したり頼ったりすることができるようになってきた。自助グループにも行っているんですよね。　1

＊ AC：Adult children

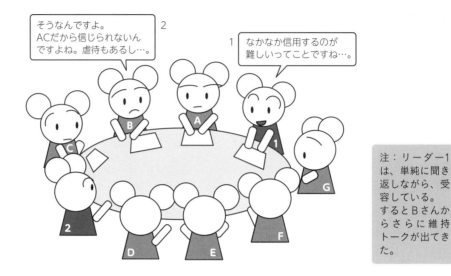

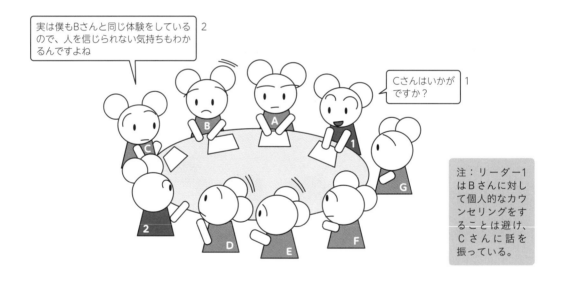

　さて、皆さんならどうしますか？まずは「最も避けるべき落とし穴」を思い出してください。3つありましたね。次にどうするか考えてから続きを見てみましょう。

　またネガティブな話が出てきました。さあ、どうしましょうか。ほかの人たちの様子もよく観察しながら考えてみます。たとえば次の選択肢から選ぶとしたらどうでしょうか。

①Cさんに対し「Bさんの気持ちもわかるんですね」と聞き返した後、皆に向かって、「過去は変えられない」ことを確認し、少しでも前進していくことが大切と話す。

②Cさんに対し「Bさんの気持ちもわかるんですね」と聞き返した後、Aさんに「なかなかできなかったのに、人を信用したり頼ったりできるようになってきたのは、どうしてなのですか？」と質問し、Aさんから建設的な答えを引き出すことを試みる。

③単純に、Dさんはいかがですか、と話を回す。

④「そうなんですね」と受け流し、隣のDさんに「Dさんは今週どんなことがありましたか？」と話を振りつつ元の話題に戻す。

⑤Aさん、Bさん、Cさんの共通点をつなげるような聞き返し（リンケージ）をする。

⑥みんなに、Aさん、Bさん、Cさんの共通点は何でしょうか？と問いかけた後、共通点をつなぎ、リンケージの印象を強める。

順に考えてみましょう。

① これはできれば避けたいことです。どうしてもお説教的になってしまいますし、こうした内容はリーダー自らではなく、参加者側から引き出したいところです。

② ①に比べればはるかに良いのですが、別の問題が起こり得ます。それは、BさんやCさんと、Aさんの違いを際立たせてしまうかもしれないということです。できる子とできない子という、固定化しやすいサブグループができてしまうかもしれません。このあたりも、個人の動機づけ面接にはないグループでの注意点といえます。

③ これは選択肢として十分あり得ます。全員に一回り聞いてみること（ラウンドとよびます）には、それ自体、意味がありますし、実際によく行われます。参加者全員の意見がわかれば、リーダーはその後のファシリテーションの参考にできます。また、参加者それぞれの考えがわかるということは、参加者にとっても、ある種の安心感がもたらされます。だれが何を考えているのかわからないというのは、疑心暗鬼につながるからです。答えづらそうな人がいた場合は、「パスもありですよ」と声をかけましょう。安全安心とは、無理やり意見を言わされないという意味でもあります。また、たとえパスだったとしても、表情その他から伝わる部分も多いものです。

④ これもありですね。本来の焦点に戻るわけです。ひょっとしたら、読者のなかには「先週どんなことがありましたか」ではなく、「先週どんな良いことがありましたか」と尋ねたほうが良かったのでは？ と考えた人もあるかもしれません。それはそうかもしれませんね。ただそうすると、グループの雰囲気によっては「別にいいことはなかった」という返事が連発される可能性もあり、なかなか微妙なところです。

⑤ 全体の雰囲気がネガティブになりかけたところで、いったんポジティブなリンケージをするというのは、とても良いと思います。では、何をリンケージしたらよいで

しょうか。それは、Aさんと、BさんやCさん（そしてどうやらDさんやEさんも）の同じところを探すということです。何があるでしょうか。

　この人たちの共通点は「人を信じたい」です（**図3-4**）。これでつなげることができます。具体的にはどんなセリフになるか考えながら続きを見てみましょう。

　このようなポジティブな共通点を見つけ、シェアしていくことで、現在いる地点は違いこそすれ、どの人もよく似た理想と課題に取り組んでいる仲間だなということを確認することができます。

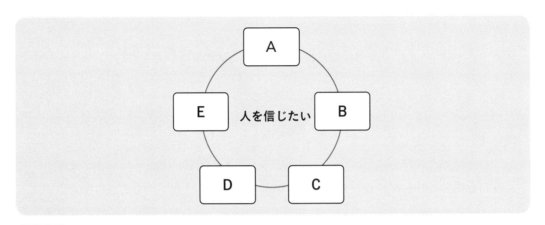

図3-4　グループの特徴：つなげる（リンケージ）

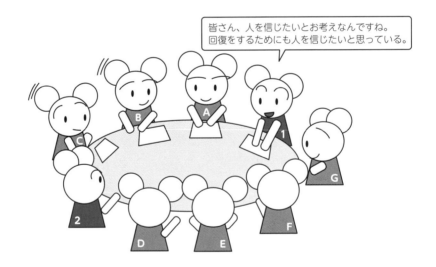

⑥　さらに、この共通点を印象づけるために、この共通点自体を参加者に質問し引き出すということも可能です。参加者は、思いつけないかもしれません。しかし、それはそれで注意を引き付けることができるので、印象を強めることができます。また参加者のなかに思いつくことができた人がいたら、その人を是認することもできます。たとえばこんな感じです。

　「Ａさん、Ｂさん、Ｃさんは、一見すると違ったことを言っているように聞こえますが、3人に共通する思いもあるのだと気づきました。それは何か、どなたかおわかりになりますか？」

図3-5にリンケージのコツを示します。

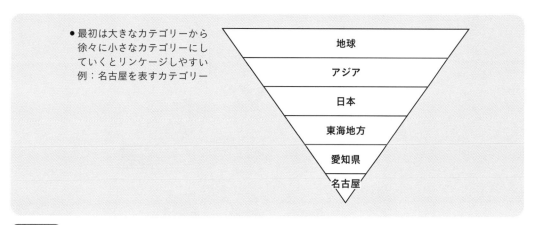

●最初は大きなカテゴリーから徐々に小さなカテゴリーにしていくとリンケージしやすい
　例：名古屋を表すカテゴリー

地球
アジア
日本
東海地方
愛知県
名古屋

図3-5　リンケージのコツ（関口、2019）

積極的に試みること［2］お互いに是認しあう関係をつくる

　グループ動機づけ面接ではリンケージで参加者をつなげながら、グループの凝集性を高めていきます。では最終的にはどこを目指すのでしょうか。それはリーダー不在でも建設的なグループ活動ができる、というレベルです（あくまで理想です）。たとえば、お互いがお互いの発言を是認しあうような関係性をつくるということです。

　グループ動機づけ面接は、グループの成長を4つの段階（フェイズ）に分けて目指していきます。成長するにつれ相互のやり取りが増え、リンケージが強まっていきます（**図3-6**）。順に「招き入れる」「視点（見方）を探る」「視点（見方）を広げる」「行動に移す」です。詳しくは成書を読んでいただきたいのですが、最終的には、参加メンバーが互いに良いところを引き出しあい、励ましあって一体となって変化を実現していくという形を目指します。成長するにしたがって、リーダーは後ろに引くようになっていくのです。

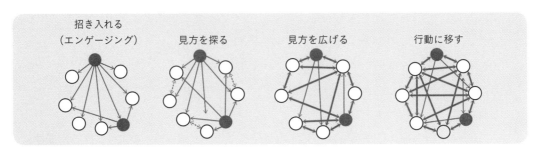

図3-6　グループ動機づけ面接の4つのフェイズ（磯村、2018）

それでは、先ほどの続きで考えてみましょう。

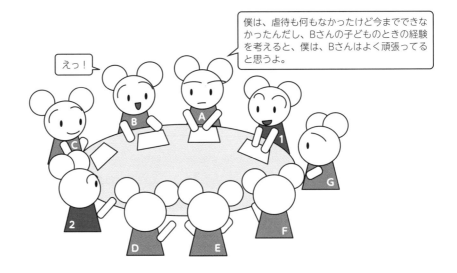

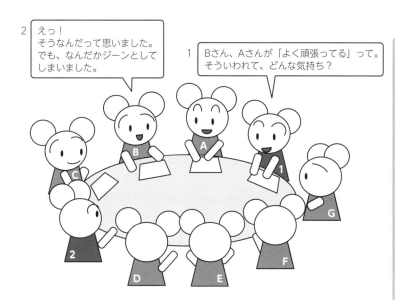

注：リーダー1はAさんの利他行為（是認）に焦点を当てることで、Bさんへの是認を追加すると同時に、利他行為をしたAさんに対しても是認をしている。

注：リーダー1は、Bさんに是認されたときの気持ちをたずね、その感覚をグループに聞かせて共有している。

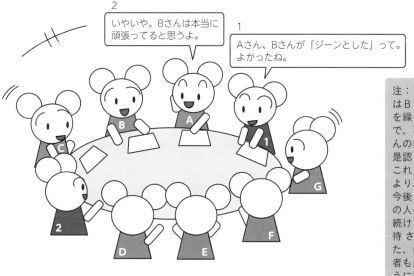

注：リーダー1はBさんの言葉を繰り返すことで、再度、Aさんの利他行為を是認している。これらの是認により、Aさんは今後さらにほかの人への是認を続けることが期待される。また、ほかの参加者も是認するようになるかもしれない。

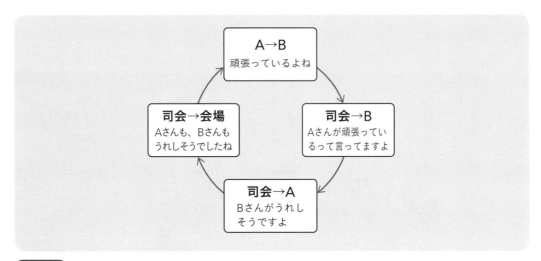

図3-7 是認しあう関係性を参加者に作る

　ここでのやり取りは、やや複雑なので、少し一般化しステップに分解する形で、かみ砕いて説明しましょう。

［スタート］　A：Bさんは頑張っているなと思う。（この発言に気づくことがすべてのスタート！）

［Step1］　司会→B（この発言をすぐに是認をするために）：Bさんのこと、Aさんが「頑張っているなと思う」と発言したけど、今どうですか？

　　　　　　B：（うれしそうな顔をしている、または、うれしいとか安心したという反応がある）

［Step2］　司会→A：Bさん、うれしそうにしてますね（これがAさんに対する是認になっている。同時にAさんとBさんのうれしい気持ちをグループ全体でシェアする）。

　この形をとる最大目的は、（最初に自発的に他者の是認を言い出した）**Aさん**への是認です。AさんのしたBさんへの是認という利他行為を強化することが目的です（**図3-7**）。こうすることで、Aさんは今後も他の参加者への是認を繰り返すことが期待できます。またBさんも自分自身がうれしい気持ちになったことを確認できるので、Aさんにならって、ほかの人を是認するようになるかもしれません（対人関係から学ぶ：Learning from interpersonal interactions）。この様子を身近で見て、気持ちをシェアしたほかのメンバーもそうかもしれません（代理学習：Vicarious learning）。

　こうして互いに是認しあう関係性を築いていくのです。お互い是認しあう関係ができれば、困難に立ち向かうときにも新しいアイデアが生まれやすく、1人では決してできなかったことも実現できる可能性が開けてきます。

このやり方には特に名前はついていないようですが、マスターすれば非常に効果的かつ応用範囲が広いので、個人的に「是認返し」とよんでいます。最初に是認をしたＡさんに是認を返すからです。

では、実際の場面で是認返しをするためには、リーダーには何が求められるでしょうか。それは、とにもかくにも、参加者が他の誰かを是認するのを見逃さない、ということです。それに気づけなければ何も始まりません。次に、ノンバーバル（非言語的な反応）も含めて是認された人の反応を観察し、場合によっては是認を受けた人の気持ちを代弁しながら、是認返しをすることになります。

この参加者間での利他行為に気づく努力をすることで、リーダー自身も参加者どうしの優しい建設的なやり取りに対する感度が上昇し、さらに効果的なファシリテーションができるようになるでしょう。

本書を構想していたときに、たまたまある臨床家のスーパーバイズをする機会があり、ロールプレイをしながら、このスキルを紹介しました。そうしたらその人はすぐに自分のところで実践してくださり、その様子を報告してくれました。とてもうれしい内容だったので紹介します。

いつもお世話になっております。
早速、先日のスーパーバイズの経験を生かしてみました。
スマープ＊を実施中の一コマです。

＊スマープ：SMARPP。米国の薬物依存症外来治療プログラム Matrix Model を参考にして、神奈川県立精神医療センターせりがや病院で開発された認知行動療法プログラム）

A：家に帰ると飲むけど、ここじゃ飲まない。

リーダー：どうして？

A：みんながいて、みんながががんばっているのに俺だけ飲めないでしょ。そりゃ。

リーダー：（グループ全体に向かって）皆さん、仲間がいるからＡさんは飲まないそうですけど、皆さんのおかげですね（ぐるっと見渡して一番うれしそうな人を探しました）。

リーダー：Ｂさんが一番うれしそうな顔をしてますよ、Ａさんどうですか？

A：一緒に自助グループも行くし、一人じゃあなかなか行けないよ。ありがたいと思っているよ。

リーダー：ありがたいと思っているって言ってるけどＢさんどう？

B：僕もありがたいと思っているし、一緒にいると変な話ですけど、仲間がいると入院を楽しく感じてますよ。前回は仲間がいなかったからね。

リーダー：仲間、ほかの人はどうですか？

（みなさん、うれしそうにしていました）

という展開になりました。

10年間、集団精神療法を実施してきましたが、大げさではなく初めての体験でした。それこそ、メンバーの表情が変わり、花が咲いたようになりました。

とてもうれしい経験でしたので、共有したくメールさせていただきました。（以下略）

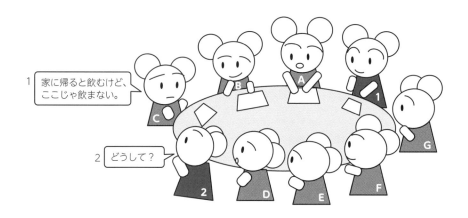

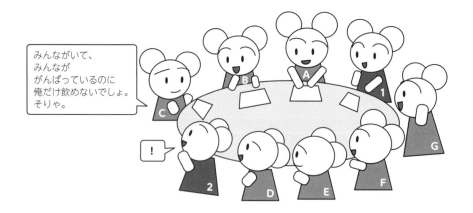

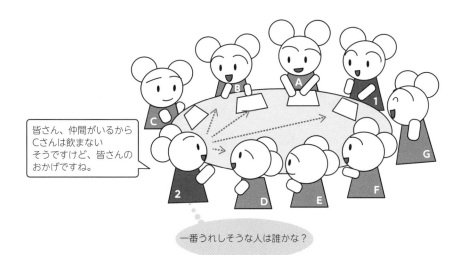

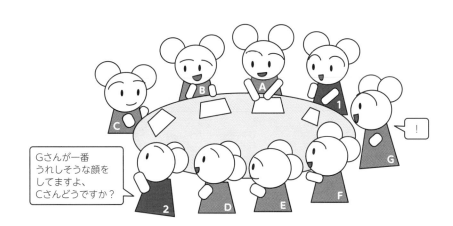

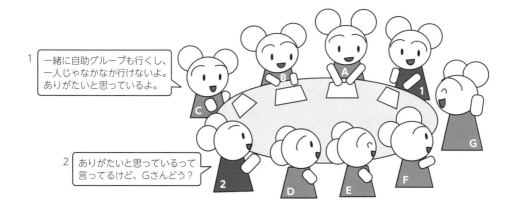

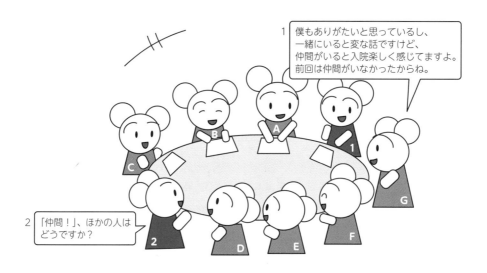

エクササイズ 6　是認

是認しあう関係性を体験しよう

▼

- 人数：全員
- 役割：リーダー、ほめる人、ほめられる人
- 役割ごとに列を作り、実施する
  ① 「ほめる人」が、「ほめられる人」をほめる
  ② リーダーがほめられる人に対して「ほめる人があ　あ言っているけど、どう？」と聞く
  ③ ほめられる人が「うれしいですね」と答える
  ④ リーダーはほめる人に「うれしそうですよ」と伝　える
  ⑤ 終了したら、次の列に移動する
  ⑥ 全員、各役割ができたら終了

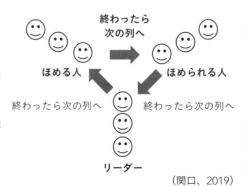

（関口、2019）

リーダーの機能

リーダーの2つの機能

　グループ動機づけ面接での注意点・目標がわかったところで、改めてリーダーの役割について整理してみましょう。大きくいうと、動機づけ面接のリーダーには、参加者間の人間関係を良好に保ちグループのまとまり（凝集性）を高めつつ、治療効果を上げるために、対話の焦点を維持していくことが求められます。つまり、リーダーの役割は次の2点に整理することができます。

1　安全・安心の確保、建設的な雰囲気、一体感（凝集性）の実現

　この要素のことを「プロセス」とよびます。なぜなら、場の雰囲気や一体感というのは、非言語的なやり取りも含めて、人と人との一つ一つのやり取り（プロセス）の結果であり、ちょっとしたやり取り（プロセス）で急激に良くなることもあるし、悪くなることもあるからです。あるいは、一つ一つのやり取りの積み重ねで徐々に雰囲気が確固たるものとなっていくこともあります。この要素にかかわるリーダーシップを発揮するリーダーを、プロセスリーダーとよびます。プロセスリーダーの最終的な目標は、グループの凝集性を高めることです。凝集性の高いグループは行動変容につながりやすいことがわかっています。

　では、どのように凝集性を高めるかというと、安全・安心の確保やサブグループの固定を防ぐだけでは不十分です。積極的にメンバー間の共通点を確認し、つないでいく、つまりリンケージ（linkage）していく必要があります。これについてはすでに述べましたが、重要なので再確認しています。共通項としてつないでいくべき内容は、ポジティブなものが望ましいでしょう（**図 3-8、3-9**）。

　たとえば、経験、課題（チャレンジしていること）、変化への態度（粘り強いなど）が好例といえます。リンケージのほかに、参加者どうしの建設的なやり取りを奨励することも大切です。利他などですね。これについてもすでに述べました。こうして、リンケージや建設的なやり取りが増えていくことで凝集性の向上を目指し、そのことにより行動変容の後押しをするわけです。

リンケージ（つなぐ）治療要素：普遍性を促進
何をリンクするか
1. 経験
2. 課題（チャレンジしていることなど）
3. 変化への態度（粘り強さなど）
特にMIグループに適した参加者の共通点
　両価性（参加者に共通する課題）・困難のサバイバーであること・変化への不安と期待

建設的なやり取りの促進
1. 利他行為を奨励し、認め是認する
　　　利他行為：経験を分かち合う・自己開示する・
　　　　　　　　他者を受容する・是認する・気遣う・応援する・順番にするなど
2. 代理学習の促進（他の人の話を聞いて参考になったことは何ですか？）
3. 他者との交流による学びの促進
　　（安全・安心な場を確保し参加者間のやり取りを奨励・是認する）

建設的な態度・やり取りのモデルを示す
1. 温かいアイコンタクト・自己開示のモデルを示す・間違いを認め責任感を示す・
　　批判的でないフィードバック・自他の怒りに向き合う・ポジティブな感情へ注意を促す

図3-8 凝集性を高めるためにできること

リーダー
①個々のコンサルテーションをしてしまう
②MI不一致
③焦点のコントロールができなくなる

参加者
①サブグループができる
②セラピストもどきがあらわれる

図3-9 凝集性を損なうこと

2 （会話の）焦点のコントロール

　グループ動機づけ面接は、実は雑談を重視しています。しかしその一方で、各メンバーが抱える両価性を解消し、建設的な方向への行動変容を支援するという明確な目的があります。ですから、その目的と関係のない方向に話題がそれ、いつまでも戻らない場合には、ずっとそのままにしておくわけにはいきません。また、リーダーから、積極的にメンバーに対して、特定の焦点を目指して、見方を広げ、新しい気づきが生まれるような問いかけをする場合もあります。このように、対話の内容（コンテンツ）をミーティングの目的に合致するものに維持・調整していく努力が必要です。この要素のことを「コンテンツ」とよびます。この要素にかかわるリーダーシップをコンテンツリーダーとよびます。

　つまり、グループ動機づけ面接のリーダーには、最低でもプロセスリーダーとコンテンツリーダーの2つの機能が求められることがわかります。そのためには、具体的にはどのような工夫が可能なのでしょうか。

なぜコファシリテーションなのか

　実際にグループをやってすぐに直面するのは、1人で話しすぎる人や、他人を攻撃する人が出てくることです。あるいは逆に自分の殻に閉じこもり何も話してくれない人も多いでしょう。順番に当てていっても、いつも同じ人しか話さない、などですね。

　こんなとき、リーダーは、参加者一人一人の様子や参加者どうしのやり取り（プロセス）に気を配りつつ、同時に話（コンテンツ）も先に進めていかなければなりません。特にグループ動機づけ面接の場合、参加者どうしの会話を禁じていませんから（むしろ奨励している）、余計に大変です。少し油断すると、熱心に取り組む「いい子チーム」と何事にも否定的で批判的な「ダメな子チーム」ができ、固定してしまったりします。あるいは自分の殻に閉じこもりずっと黙っている人や、周囲に無関心に自己主張ばかりする人も現れます。こうした問題に対応しながら凝集性を高めていかなければならないわけです。

　集団の人数が増えるについて、サブグループのでき方は、急激に増えていきます（**図3-10**）。1対1の面接の場合は、相手と自分の2人の関係がバラバラなのか、まとまっているのかの2通りに気をつければよいだけですが、参加者が2人でリーダーと合計3人となると、サブグループのでき方は5通りとなります。それぞれがバラバラ、2人ずつのまとまりができているのが3通り、そして3人とも一体感がある場合の合計ですね。参加者が3人合計4人だと、何と15通りになります。一気に複雑になっていくのです。

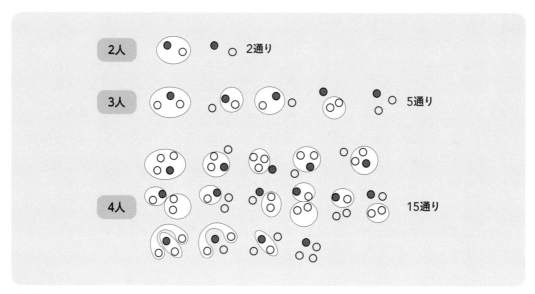

図3-10 サブグループのでき方

つまり、集団の人間関係に気を配りつつ、話の焦点を維持していくということは実は非常に難しい作業なのです。そのため、集団を扱う場合、参加者の間での対話は原則禁止して話題の焦点を維持するスタイル（座学の授業や、報告会、言いっぱなし・聞きっぱなしのグループミーティングなど）か、さもなくば参加者相互のやり取りを認める代わりに、焦点の維持は話題提供程度として、意見交換会、懇談会というニュアンスの集まりとなるかの両極端になりがちなのです。

しかしグループ動機づけ面接では、参加者どうしのやり取りをむしろ奨励しつつ、なおかつ話題の焦点を維持し、一体感のあるグループを実現しようとします。非常に理想の高い目標といえるかもしれません。

その実現のために、強力な助けとなるのがリーダーとコリーダー（coleader、協働リーダー）との、2人で行うコファシリテーションです。つまり、参加者どうしのやり取りを観察しつつ焦点の維持もするという、コンテンツリーダーとプロセスリーダーの1人2役は、できないことはありませんが、なかなか荷が重い作業なのです。

コリーダーの配置はデータ的な裏づけもあり、非常に積極的に行われるようになっています。私がトレーナーヘルプとして深くかかわったアトランタTNT（トレーナー研修）でも、コリーダーの役割は常に話題となり意識されていました。ちなみにそのときメイントレーナーのカレンは『グループにおける動機づけ面接』の筆者です。

たとえばこんな研究があります。グループダイナミクスを意識したファシリテーションを行った場合、5人に1人のリーダーより、10人に2人のリーダーのほうが行動変容の結果が良かったのです（リーダー1人当たりの参加者の数は一緒ですね）。

コファシリテーションの実際

まずは事例からみてみましょう。1、2がリーダーとコリーダー、A〜Gが参加者です。

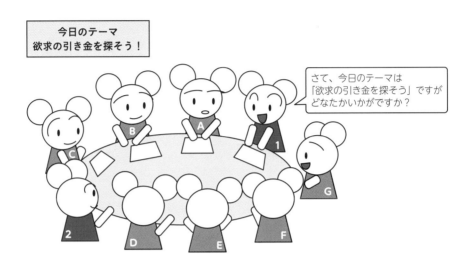

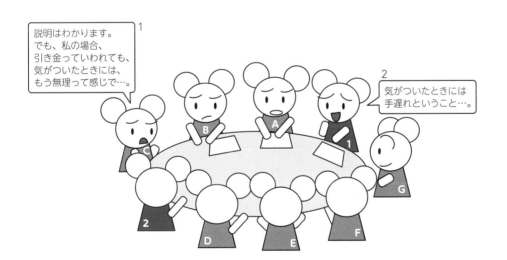

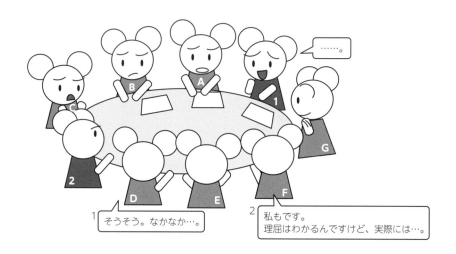

1 そうそう。なかなか…。

2 私もです。
理屈はわかるんですけど、実際には…。

　さあ、困りました。あなたがコリーダーならどうしますか？

　プロセスの観点からメンバーをよく観察してみましょう。ヒントは**p.39**です。「運動できてないなー」のGネズミのフォローですね。

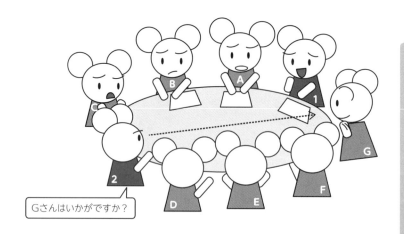

Gさんはいかがですか？

注：自分の真横にいる人は、観察しにくく死角になりやすい。リーダー1の場合、AさんとGさんの表情を見ることは困難。そこをリーダー2がカバーしている。したがって、2人のリーダーの座る位置も2人で全体が見られるように工夫が必要。

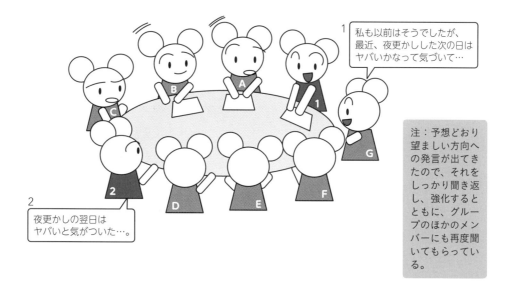

注：予想どおり望ましい方向への発言が出てきたので、それをしっかり聞き返し、強化するとともに、グループのほかのメンバーにも再度聞いてもらっている。

さらにどうしますか？

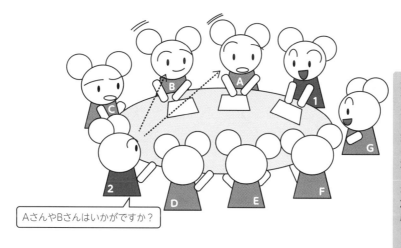

注：とりあえず、リーダー1がコンテンツリーダーとして始めているが、その場その場の流れで、それにこだわる必要はない。リーダー2が続けて、今度はコンテンツリーダーとしてグループを引っ張っていく。

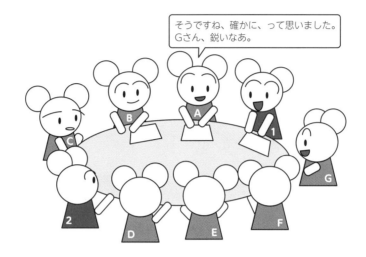

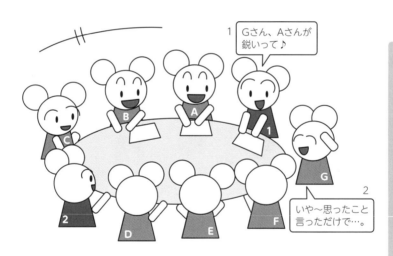

注：リーダー1はAさんがGさんを是認したことを見逃さず、Gさんにその感想を聞いている（是認返しのパターン始動）。これにより、Gさんを是認したAさんへの是認も行っている。ここでは、リーダー1はプロセスリーダーの機能を果たしている。

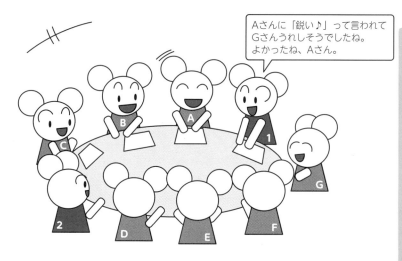

Aさんに「鋭い♪」って言われて
Gさんうれしそうでしたね。
よかったね、Aさん。

注：リーダー1
はGさんのう
れしい気持ちを
Aさんに伝え返
しつつ、グルー
プ全体で共有し
ている。こうす
ることでグルー
プの雰囲気が良
くなり、一体感
が生まれる。さ
らに、ほかのメ
ンバーもAさん
にならって、ほ
かの人を是認す
るようになるこ
とが期待でき
る。

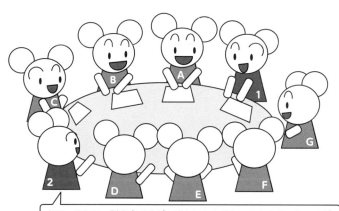

さて、それで、引き金ですが、確かにわからないことも多いのですが、
Gさんのように、よーく観察すると気づくこともあるのですね。
ほかには、どなたかありますか？

注：一区切りつ
いたところで、
必要以上に深追
いせず、今度は
リーダー2が焦
点を戻してい
る。ここでは、
リーダー2がコ
ンテンツリー
ダーの役割を果
たしている。

　2人のリーダーが協力し合いながら、コンテンツリーダーとプロセスリーダーが入れ替わりつつミーティングを進めているのがわかりますね。このようにコンテンツリーダーとプロセスリーダーは固定したものではなく、臨機応変に入れ替わるのです。
　もう一つ事例を見てみましょう。

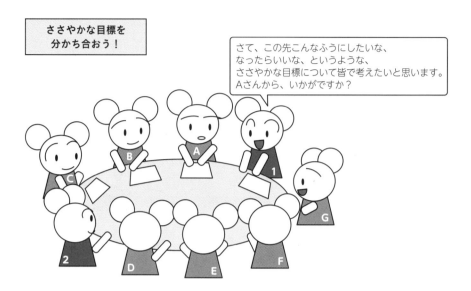

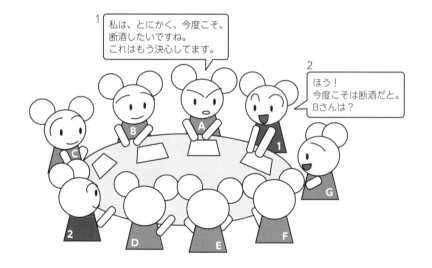

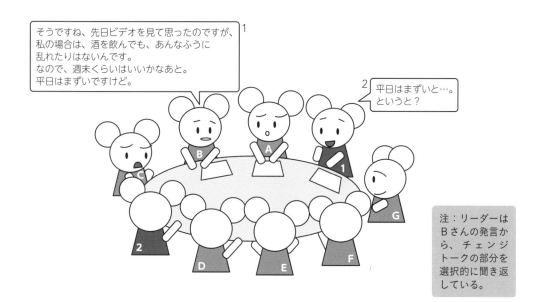

注：リーダーは
Bさんの発言か
ら、チェンジ
トークの部分を
選択的に聞き返
している。

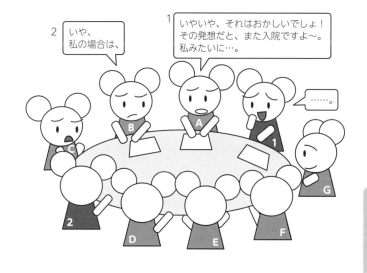

注：上記のリー
ダーの意図に気
づかず、Bさん
が答える前に、
Aさんが割り込
んできた。

さあ、ややこしいことになりました。どうしますか？

回答例に進む前に、ここで何が起きているのか考えてみましょう。

問題点は何でしょうか。そして、良い点は？

問題点　•Aさんは Bさんの考えを否定（無許可の助言）している（セラピストもどき）

　　　　　•AさんとBさんの間で争いが起きる可能性がある

　　　　　•グループの雰囲気が悪くなる瀬戸際

良い点　•Bさんは期待される答えではなく本音を話せている

• Ａさんは率直に本音で善意からＢさんに意見をしている。

　それではこの後、どのような方針で対処しますか？　次の選択肢から選ぶとしたらどうでしょうか。

---

①グループを信頼し、しばらく様子をみる。
②ほかのメンバーの意見を探る。
③Ａさんがルール違反に気づくように働きかける。
④直ちに対話の主導権を取り戻し、雰囲気の悪化を防ぐ介入をする。

　グループ動機づけ面接では、参加者間で類似したやり取りがなされても、グループの成熟度によって対応が異なる場合があります。たとえば、すでに成熟し凝集性が高まっている場合は、参加者間の多少の対立はむしろ歓迎です。互いに意見の違いを尊重しながら意見の交換ができることは建設的なグループの特徴です。また意見の違いを乗り越えることで凝集性は高まるため、見方によってはチャンスともいえます。ですから、①の選択肢もありです。Ａさん自身が、「ごめんごめん、ちょっと言い過ぎた。Ｂさんの気持ちもわかるよ。なかなか私も今の気持ちにはなれなかったからなあ」とトーンダウンするかもしれませんし、ほかの参加者から、「確かにあのビデオの例は極端だった。まあでも私も"1杯だけ"、で何度も失敗してるからねえ」と視点を広げるような発言が出ることもあります。

　とはいえ、任せておくのが心配な場合は、Ａさん対Ｂさんの、1対1の私闘にならないように、「Ｃさんはいかがですか」というようにほかの人の意見を聞いていくことができます（選択肢②）。

　これに対して、まだグループの成熟度が低い場合は、リーダーから積極的に働きかけることになるでしょう。たとえば、Ａさんに対して、「Ａさんは、Ｂさんのことを心配しておっしゃってるんですね」とＡさんの善意を認めつつも目的を再確認する聞き返しをします（選択肢③）。さらに「Ｂさんも、そう受け取っているか少し気になったので」と付け加えてもよいでしょう（**p.41 参照**）。

　こうすることで、Ｂさんを否定し攻撃するのが目的でないことを明らかにし、Ａさんに対して間接的に、表現の方法が目的にそぐわないというメッセージを送ります。依存症のグループでは、それまでに、適切なコミュニケーションの方法（Ｉメッセージなど）について習っていることも多いので、そのことを言い添えてもよいかもしれません。

　より強力かつ即効的な介入としては、上記の「心配しておっしゃっているのですね」に付け加えて「昔の自分のことを考えるとまずいなと。それでＢさんの様子を見ていると歯がゆい感じがするのですね」とＡさんの感情をていねいに聞き返した後（ここが重要です）、すぐに「ではＣさんは、ささやかな目標、いかがですか」とＣさんに話を振り、元の話題に戻し、会話の流れの主導権を取り戻すこともできます（選択肢④）。Ｃさんに話

を振るということは、間接的にＡさんとＢさんに黙っていてくださいと言っているのと同じです（もしこのような聞き返しの技術に自信がない場合は、個人の動機づけ面接の研修を受けると、着実にスキルアップすることができます。個人の動機づけ面接のスキルはグループ動機づけ面接に非常に役立つので、ぜひ習熟することをお勧めします）。

　さて、ここでは、選択肢③で続きを見てみましょう。

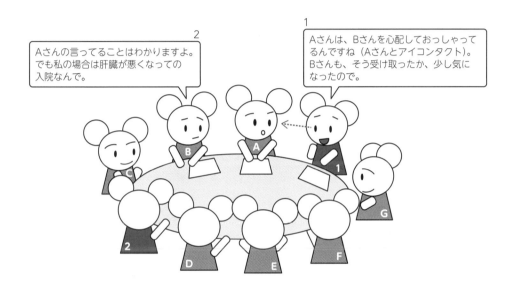

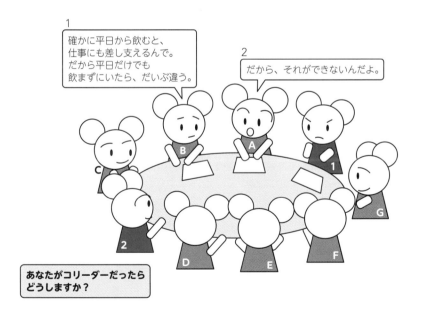

71

リーダーがAさんに対して言葉を返したところ、今度はBさんが横から発言し、さらにAさんの反論を招く形となりました。これ以上放っておくのはまずいなという雰囲気になってきました。リーダーも少しムッとした顔をしています。さてどうしますか。

　こんな場面だと、リーダーはともすればパニックになりかけたり、イラっとしてしまったりして、効果的にかかわれない場合もあります。そこで、コリーダーが横から落ち着いたトーンで声をかけると、皆の注意が別方向に向かい、雰囲気が変わりやすいのです。

　では、コリーダーの介入を考えるに際し、グループ動機づけ面接の基本戦略には何があったか、再確認しておきましょう。安全・安心の確保、焦点の維持、ポジティブ・できていることに着目する、共通点をつなぐ、でした。では、AさんとBさんのできているところ、共通点は何でしょうか。ちょっと考えてみてから、次へ進みましょう。

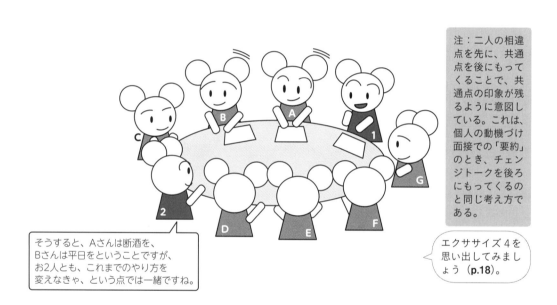

注：二人の相違点を先に、共通点を後にもってくることで、共通点の印象が残るように意図している。これは、個人の動機づけ面接での「要約」のとき、チェンジトークを後ろにもってくるのと同じ考え方である。

そうすると、Aさんは断酒を、Bさんは平日をということですが、お2人とも、これまでのやり方を変えなきゃ、という点では一緒ですね。

エクササイズ4を思い出してみましょう（p.18）。

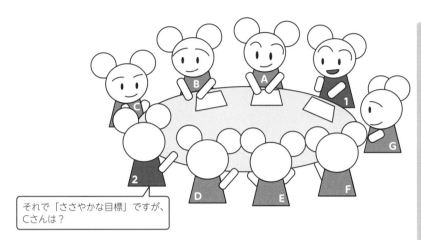

注：上記の発言の後、間髪入れず、Ｃさんに質問をする。質問するというのはすなわち「答えなさい」という命令である。つまりこれは、間接的に「（Ａさん、Ｂさんは答えてはいけない）Ｃさんが答えなさい」と会話をリードしているということである。

それで「ささやかな目標」ですが、Ｃさんは？

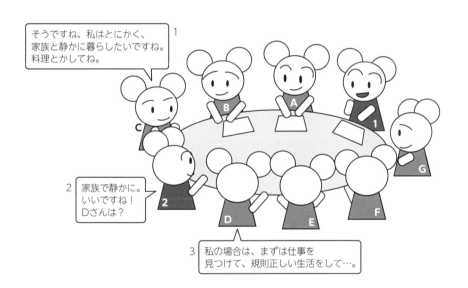

1 そうですね、私はとにかく、家族と静かに暮らしたいですね。料理とかしてね。

2 家族で静かに。いいですね！Ｄさんは？

3 私の場合は、まずは仕事を見つけて、規則正しい生活をして…。

　うまく軌道に戻りましたね。このようにコファシリテーションは、コンテンツとプロセスの両面においてリーダーシップを発揮する必要がある、グループ動機づけ面接には非常に強力なツールといえるでしょう（**図3-11**）。

- 全体を見渡す、特にリーダーから見えないところを見る
- 違い一方共通点で共通点が印象に残るようにする
- AとBをリンケージさせながら、Cに話を振る
- 「そろそろ話題に進みましょうか」「わからない人がいるみたいですよ」
  など、積極的に発言して水平な関係を見せる

図3-11 コリーダーの視点と役割

エクササイズ 7　コリーダーが行う観察

コリーダーの表情観察の習慣づけと、興味をもった人をさがす練習をしよう。

- 人数：5人程度
- 役割：リーダー 1 人　コリーダー 1 人　メンバー 3 人
- テーマ：「自分の好きな歌」

「自分の好きな歌」について、リーダーが 1 分間話をします。コリーダーは 3 人の表情を見ながら、一番興味をもっていそうな人に「お話を聞いてどう思いましたか？」と話を振ります。メンバーはリーダーの話が終わったときに、あらかじめ 5 点満点でリーダーの話に興味をもてたかを採点しておきます。話を振った時点で終了し、各自が点数を発表します。　　　　　　　　　　　　（関口、2019）

参考文献

*1　Stephen Rollnick: Motivational Interviewing in Health Care; Helping Patients Change Behavior, Guilford Pubn, 2007.

第 4 章

これから
グループ動機づけ面接を
始める人へ

グループをデザインする

グループのデザインと難易度

　この章では、これから実際にグループを立ち上げるところを想定して、立ち上げの準備と、グループの成長の4つの段階（フェイズ）とそれぞれの課題について具体的に考えてみます。まずグループのデザインです。**MIG** を参考に、デザインする内容とそれぞれの難易度についてまとめました（**図4-1**）。

	容易	困難
人数	5人	15人
時間	60分	120分
参加方法	クローズド	オープン
均質性	均質	多様
構造化	強い	弱い

図4-1　**グループ動機づけ面接のデザインと難易度**

(Wagner, C. C., Ingersoll, K. S., et al : Motivational Interviewing in Groups, 2012, p.109 より改変引用)

人数：少ないほうが容易ですが、グループダイナミクスが起こりにくくなるので、最低でも5人くらいはほしいところです。逆に15人を超えると互いの顔と名前も覚えることが難しくなり、グループの性質が変わってしまいます。現実的には10人程度が限界ではないでしょうか。

時間：60〜120分くらい。

参加方法：本章第2節参照。

均質性：メンバーは均質であるほうがファシリテートは容易ですが、新しいアイデアが出にくく同じ課題で詰まってしまう可能性も出てきます。その意味では、ハイリスク・ハイリターンですが、多様な参加者がいたほうが、うまくいったときの効果は大きくなるでしょう。

構造化：構造化が「強い」とは、たとえばスマープ（**p.55参照**）のような詳しいテキストがある場合です。構造化が強いほうがやりやすいのですが、自由度が減る分だけ、思いがけない発展や発見は起こりにくくなってしまいます。逆に構造化が弱く自由度の高いセッションでは、上手にファシリテートできると大きなグループダイナミクスを引き出すことができます。これもハイリスク・ハイリターンといえるでしょう。純粋なグループ動機づけ面接は中程度に構造化されています。**悩ましいのは参加方法の選択かもしれません。最初の決断の影響が大きいからです。次節で、それについて私の考えを少し詳しく書いてみます。**

オープンエンドvsクローズドエンド

　グループ動機づけ面接のプログラムで理想的なのは、全員同時に開始して、あらかじめ決まった回数だけミーティングを行い終了する「クローズドエンド」とよばれる方法で行われることです。私がかかわっている病院では、入院患者や外来のデイケア患者に対して、1クール約2か月で、1〜2週間おきに合計4回のミーティングを行っています。4回としているのは、「招き入れる（エンゲージする）」「視点を探る」「視点を広げる」「行動に移す」の4つの段階（フェイズ）を1回ずつ行うためです。欧米ではそれぞれ複数回行われることが多いようです。

　グループの効果は凝集性に左右されるので、一体感を高めやすい、全員で一度に始め、一度に終わるやり方が望ましいのです。またリーダーへの負担もこの方法が一番軽く、ファシリテートしやすいといえます。しかし参加者を集めにくい場合（少なくとも4〜5人はほしいところです）は、オープンエンドとせざるを得ない場合もあるでしょう。

　オープンエンドとは、すでに始まっているグループに、逐次参加者が追加されていき、また、終了した人は随時卒業していくという方法です。メンバーが少しずつ入れ替わっていくわけです。もし、すでに、スマープなどのグループがオープンエンドで運営されている施設でグループ動機づけ面接を導入する場合には、主に以下の2つの方法があると考えられます（**図4-2**）。

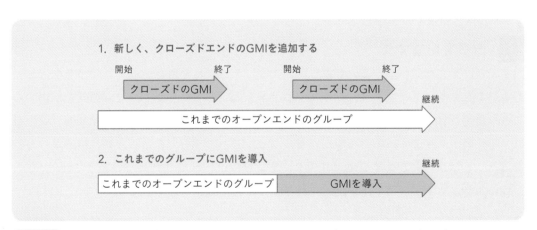

図4-2 **すでにグループを行っている施設へのグループ動機づけ面接（GMI）の導入方法**

導入方法① 新しくクローズドエンドのグループを追加する

　オープンエンドのグループは続行したまま、時々メンバーの数がたまってきたら、同時並行で新しく（希望者に）クローズドエンドのグループ動機づけ面接を追加する、という

方式です。可能であればこの方式のほうが、リーダーにとっても、参加者にとっても利点が多いと思われます。なぜなら、4つの段階を踏んでグループを成熟させていくという、本来のグループ動機づけ面接の形をそのまま行うことができるからです。また、オープンエンドのグループに参加しているときの様子を見て、グループ動機づけ面接に適した参加者を選ぶことができます。認知機能障害が強い人や、対人関係に大きな困難がある人は、本人のためにも、グループの他の参加者のためにも無理に加える必要はありません。むしろ個人のカウンセリングなどを優先するほうがよい場合もあるでしょう。ちなみに、**グループ動機づけ面接**では、事前に個別面接をしてグループ動機づけ面接に適するかどうかを確認したり、個々人の強みや課題を知っておくことを推奨しています。

導入方法② 現在運営されているオープンエンドのグループに動機づけ面接を導入する

　同時に開始するのに十分な人数が集められない場合に行います。すでに何らかのグループが軌道に乗っている場合、そのうまくいっている仕組みやリーダーの能力・経験は非常に貴重なものであるといえます。特に、スマープのテキストは認知行動療法のエッセンスが詰められており、その内容は動機づけ面接と非常に相性が良い相補的なものです。しかし、グループ動機づけ面接の良さを最大限生かそうとすると、良くも悪くもそれまでのカルチャーを変える必要が出てくる場合が多いのも事実です。次の記載を参考にして、グループ動機づけ面接らしさをわかりやすく示し、非連続を演出してグループの雰囲気を変えてみましょう。

会場の設営と進行の工夫

1　椅子を配置する

　椅子だけを丸く並べてもよいですし、真ん中にテーブルを置き、周りに椅子を配置してもよいでしょう。テーブルには飲み物やお菓子を置いてアットホームな雰囲気を演出することも推奨されています。椅子の間隔は、隣どうしで楽に話し合える位の比較的近い距離にする必要があります。また感想や参考になったことをメモできるように、椅子だけの場合はクリップボードが必要です。リーダーとコリーダーは隣り合わないように座り、2人が別の角度からグループ全体を眺められるようにして死角をなくします。

2　ホワイトボードはリーダーが自ら書く

　私が参加した各地のミーティングでは、2人のリーダーによるコファシリテーションを採用している施設がたくさんありました。しかし、リーダーが司会をし、コリーダーが書記としてホワイトボードに記録をしていく、というスタイルが目立ちました。おそらく、リーダーとコリーダーの役割分担としてわかりやすく簡単にできるからだと思います。しかし、この方式は、グループ動機づけ面接を行ううえでは適しているとはいえません。

まず書記をしていると、プロセスリーダーとして参加者の観察が困難です。また、柔軟に、プロセスリーダーとコンテンツリーダーを入れ替わることもできません。さらにコンテンツリーダーのサポートとしても、コンテンツリーダーが意図している内容・方向性・着目点とは違った形でホワイトボードに書いてしまう可能性があり、かえってコンテンツリーダーの足を引っ張る結果ともなりかねません。

　たとえば、コンテンツリーダーが、失敗しているけれど努力しているところを参加者の発言から共通点として抽出しようとしているときに、書記がそれぞれの参加者の失敗の原因をホワイトボードに書いていったとしたら、狙いはぶち壊しになってしまいます。あるいは、コンテンツリーダーが両価性に焦点を当てて共通点を引き出そうとしているときに、書記がそれぞれの参加者の努力しているところに焦点を当てて書いていったとしたらこれもうまくいきません。話の流れはリアルタイムで変化するために、事前の打ち合わせでこうしたことをすべて決めておくことは困難です。むしろ、過度な構造化は避け、自由に流れに即して対応するほうがグループダイナミクスを生かしやすくなります。そもそも、司会と書記という上下関係を連想させる2人のあり方自体が、水平な人々による協働（パートナーシップ）という動機づけ面接の精神と矛盾してしまいます。

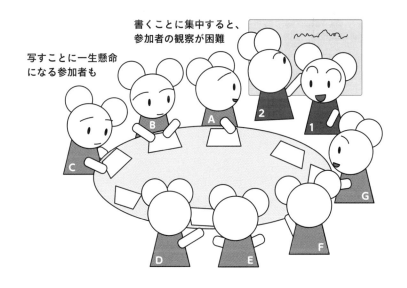

書くことに集中すると、
参加者の観察が困難

写すことに一生懸命
になる参加者も

　またホワイトボードへの記載は、「両価性」などの新しい概念を説明するときなどに、必要最低限にするのがコツです。ホワイトボードにたくさん書くと、まじめな参加者ほど、書いた分だけノートに写そうとしてしまいます。そしてノートに写している間は、そのためだけに時間が使われ、自分のことやほかのメンバーの発言をゆっくり考えることができません。逆にノートに写す努力をまったくしない参加者もいますが、それはそれで微妙な空気を生み出します。

グループの目的は、他者との交流で何かを感じ考えて変化のきっかけとすることです。したがって、ほかの参加者に参考になりそうな発言が出たときはもちろん、一つ一つのトピックの区切りごとに、こまめに時間をとって、参考になったところや考えたこと、感じたことを、参加者自身にノートやテキストの余白に記録するように促すことが大切です。

　こうして自分の言葉で書いた自分だけの記録は参加者にとって特別なものになるようで、大事そうに見返している人をよく目にします。また、発言をするときにうまくまとめて話せない人や、どんどん脱線してしまう人がいますが、まず書いてもらってからそれを読み上げてもらうことで、ある程度防ぐことができます。このように、書いてもらうことにはいろいろなメリットがあります*。

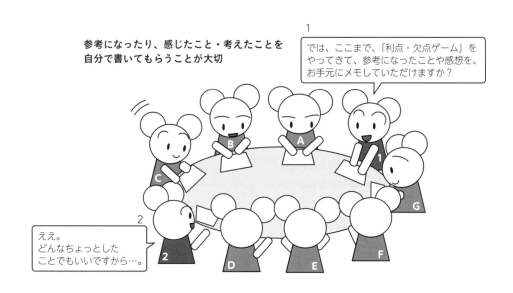

参考になったり、感じたこと・考えたことを
自分で書いてもらうことが大切

では、ここまで、「利点・欠点ゲーム」を
やってきて、参考になったことや感想を、
お手元にメモしていただけますか？

ええ。
どんなちょっとした
ことでもいいですから…。

3 「代わりばんこ当てラウンド」を採用する

　これは参加者全員に話を順に聞いていくラウンドのとき、リーダーとコリーダーが代わりばんこに発言者を指名するという仕組みです（**図4-3**）。私は、グループ動機づけ面接のリーダー研修を行ったときに、リーダーとコリーダーは水平な関係であることを伝えようと、思いつく限りの説明をしましたが、実際にリーダーとコリーダーをワークでやってもらう段になると、コリーダー役の人が、遠慮がちにリーダー役や講師の私の顔色ばかりうかがい、自分の判断で動かないことが多くて困っていました。そこで思いついたのが、この方法です。いちいち考えなくても、コリーダーの発言回数を機械的に増やし、場の雰囲気をリーダー一極集中から変えようというのです。

　よくあるラウンドは、リーダーが順に参加者を当てていきます。これだとリーダーを中心に、当てる人→当てられる人という階層ができやすくなります。これに対し、リーダー

とコリーダーが交代で当てていくと、図で見るように、印象が一変します。コリーダーの発言が増え、リーダー以外の人も発言したり進行にかかわったりしてよいのだというフラットな雰囲気が現れます。このとき注意したいのは、コリーダーは、次の人を当てるときに、いちいちリーダーのほうを見て確認したり、間を取ったりせず、どんどん遠慮なしに指名することです。つまり、コリーダーが率先して積極的にリーダーと対等な立場で進行するところを見せる（模範を示す）ことで、リーダー中心になりがちなムードを壊すのです。

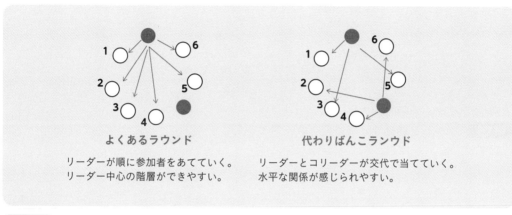

よくあるラウンド
リーダーが順に参加者をあてていく。
リーダー中心の階層ができやすい。

代わりばんこラウンド
リーダーとコリーダーが交代で当てていく。
水平な関係が感じられやすい。

図4-3 水平なコファシリテーションのヒント（磯村、2018）

　端的に言えば、コファシリテーションが機能するかどうかは、コリーダーにかかっているといっても過言ではありません。特にプロセスリーダーの機能は、コンテンツリーダーに注意を与えているように見えることもあります。実際、参加者が退屈し始めたときや、ついていけない参加者がいるときに、いち早く気づき、進行を早めたり、遅くしたりするために声をかける（「そろそろ次の話題に進みましょうか…」「まだちょっとよく理解できていない人がいるようですが、○○さんいかがですか？」など）のはプロセスリーダーの仕事です。

第3節 グループ動機づけ面接の4段階（4つのフェイズ）とは

　グループ動機づけ面接では、凝集性を高め、グループ参加者全体の行動変容を支援しようとしますが、その過程を、「招き入れる（エンゲージング）」「見方を探る」「見方を広げる」「行動に移す」の4段階（4つのフェイズ）に分けて整理しています（**図4-4**）。これらについて概観しておきましょう。

招き入れる（エンゲージング）

安全安心な場づくり

リーダーが積極的に参加者を招き入れる

[言いっぱなし・
聞きっぱなしでは
ないんだ]

見方を探る

両価性の理解
自分の心の理解

リーダーは参加者間の
交流を積極的に促す
凝集性の基礎
共通点の確認

[維持トークも
話していいんだ
皆、似てるなあ]

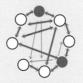
見方を広げる

発見的モデル
現在の理解から
将来への展望へ
他者の視点を
取り入れる

参加者の自発的
発言が増え始める
凝集性が増す

[そんな発想が
あったんだ]

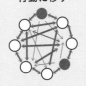
行動に移す

計画を作り行動へ
利他の関係
アイデアを出し合い
励まし励まされる

参加者間のやり取りが
さらに増え、リーダーは
発言を控えめにする
終了に向け凝集性は
さらに高まる

[仲間と頑張ってみよう]

図4-4 グループ動機づけ面接の４つのフェイズ

　最初の２つの段階は、関係の基礎という意味でまとめて考える人もいます。「招き入れる」では、同じ悩みを抱えている人々と初めて身近に接するという、大きなインパクトがあるのですが、まずはお互いに自己紹介をしあい、グループの進め方を確認するという段階なので、グループの成熟過程としては、入り口に立ったところともいえるでしょう。

　それに続く「見方を探る」では、過去や現在の体験をもとに、「両価性」をテーマに自分の心の中を探っていきます。その過程で維持トークも話題になるので、それを通じて「飲みたいといっていいんだ」というような、安全・安心の感覚を確認することになります。また、断酒を決心している人であれ、その必要はないと言っている人であれ、あるいは、別の依存症の人であっても、どのメンバーの心の中にも共通して、「両価性」という綱引きがあるのだということに触れ、安全・安心の気持ちを強めるとともに、関係性・凝集性の基盤もできていきます。

　こうしてグループの基礎ができ、参加者からの自発的な発言が少しずつ出てくるのと同時に、「見方を広げる」に入ると、テーマも過去・現在から未来へ、自分から周囲へと広がっていきます。ここでは、参加者間でのやり取りを通じて自分にはなかった視点を取り入れ、新しい発想を得、少しずつ自信を回復していきます。

　そして、最後の「行動に移す」では、具体的な行動計画を立てたり、試行錯誤をしたりしながら、行動に移すことに取り組みます。この段階の注意点は、行動変容の進みの早い人と遅い人とで、サブグループができる可能性があることです。しかし、助けあい励ましあうことでこの試練を乗り越えていくことができれば、グループとしての成熟度や凝集性はさらに高まり、行動への移行に弾みがつくことになります。これが理想です。この段階

では、リーダーはやや後ろに引いて参加者どうしの建設的なやり取りのサポートをすることになります。

この4つの段階のうち、最初の「招き入れる」と最後の「行動に移す」はプログラムの開始と終了が区切られているクローズドエンド方式において特に意識されることになります。それに対してオープンエンドの場合は、イメージとしては「見方を探る」と「見方を広げる」を中心に行ったり来たりしながら、新しい参加者がある場合は「招き入れる」の要素を強め、卒業する人がある場合は「行動に移す」の要素を強める感じになると思います。

いずれにせよ、最も基礎となるのは個人の動機づけ面接と同様に、「招き入れる（エンゲージング）」の要素です。この engaging という単語は、個人の動機づけ面接の場合は「かかわる」と訳されています。このことからもわかるように、集団においても、どの段階にあるかにかかわらず、すべての基礎となる土台として、常に新たにかかわり続け、関係を深化していくことが大切です。

フェイズ1：招き入れる（エンゲージする）(engaging)

繰り返しになりますが「招き入れる」は英語では engaging といいます。これはエンゲージリングのエンゲージです。「他人じゃないよ」ということです。ただ一度エンゲージしてしまえばそれでよい、というわけではありませんね。その後も常にエンゲージを続けていく必要があるのは結婚もグループ動機づけ面接も同じです。

エンゲージングでのスケジュール例を示します（**図4-5**）。

> **リーダーとコリーダーの自己紹介**
> 　　雑談から入り、適度な自己開示を含むこと。弱みなども？
> **プログラム（GMI）の紹介**
> 　　聞きっぱなし、言いっぱなしではない。単なる座学でもない
> **ポジティブな雑談＆自己紹介**
> 　　援助の対象者として接する前に「人」として尊重する
> **ルールの作成　安全・安心な場の基礎**
> 　　パートナーシップを実践するモデル
> 　　自律性の尊重→受け身から能動に
> **「ささやかな希望」今後に向けて個人的なゴールを尋ねていく。**(Eliciting personal goal)
> **まとめと振り返り**

図4-5　**フェイズ1：招き入れる（エンゲージング）…安全・安心な場を作る**

『Motivational Interviewing in Groups』のテキストを開くと、「招き入れる」段階だけでたくさんのページが使われています。詳細はそちらに譲るとして、ここでは私が個人的

にポイントになると感じた点を中心に書いてみます。

リーダーとコリーダーの自己紹介

『Motivational Interviewing in Groups』のテキストで私が印象に残っているのは、雑談の意義について触れていることです。いきなり、ビジネス（この場合は依存症のことですね）に入ってはいけません。「まず、人としての交わりをもってから」という態度が大切と書かれています。ミーティングのはじめは、天気とか季節とか最近の話題に触れつつ、リーダーとコリーダーの自己紹介をします。適度の自己開示を含むことが参加者の警戒心を緩めるのに役立つかもしれません。可能であれば自分の弱みなどもユーモラスに交えるとよいかもしれません。雨が降っていたら、よく傘を忘れるという話をするなどですね。雑談や失敗談などで自己開示をしていき、だれもが失敗をすることを伝え、失敗を普遍化していきます。治療者と患者という関係を壊していきます。

プログラムの紹介

ここでのポイントは、グループ動機づけ面接は、言いっぱなし・聞きっぱなしでも、単なる座学でもないということを**さらっと**話すことです。そして、チームとしてお互いに助け合って生活をより良くしていこう、という具合に目的を話します。特に、本人の意思に反して強制的に参加させられている人が含まれている場合は、プログラムの目的とリーダーの役割についてていねいに扱う必要があるでしょう。

ポジティブな雑談＆自己紹介

個人的には、これが大切なのではと感じています。いきなり依存症の話に入るのではなく、まず、誰もがある程度関心をもって話すことができ、明るくて建設的な話題について雑談するのです。改めて考えてみると意外と難しいのですが、私がよくするのは、猫が好きか犬が好きか、について、一言ずつ話しながら、自己紹介（名前または何とよんでほしいか）を順にしていくというものです。順に聞いていくと、私も犬が好きです、とか、僕は猫ですね、とか、あるいは、私はどっちも嫌で、でも金魚を飼ってます、など、その人のいろいろな側面が垣間見られて面白いのです。ほかのテーマでは、好きな季節、好きな食べ物、旅行してみたいところ、などもいい感じです。

こうして「依存症」とは離れて、人としての「あなた」に関心があるのだ、人と人との関係をつくるのだということを実際のやり取りとして伝えていくことができます。そこで出てきたリーダーや参加者間の共通点はリンケージすることもできます。可能であれば、印象的な話はよく覚えておいて、後からほかのテーマとつなげると盛り上がります。

ルール（ガイドライン）の作成

　言いっぱなし・聞きっぱなしではなく、互いにやり取りしてよい、となると、安全・安心な場とするために最低限のルールが必要となります。それを参加者に、自分たち自身で考えて作ってもらいます。こうして、それまでルールの適用を受ける側であり受け身だった姿勢から、ルールを作る側、自らを律する側への変化を実体験することができます。こうしてできたルールであれば押しつけ感も少なく、遵守する気持ちも高まるでしょう。オープンエンドの場合は、途中から参加する人はこのプロセスにかかわれませんが、ルールのいきさつを説明し、付け加えたいことはないか尋ねることができます。

　このルールを作ることで、後から非生産的な言動をする参加者が現れた場合も、ルールを振り返ることで行動の変化を促しやすくなります。ルールの内容には、守秘義務、互いの時間を大切にすること（1人で話し過ぎない）、非難・批判はしない、などが含まれる必要があります。もしそれらが出ない場合は、リーダーから提案します。

発言がまったくないときはどうするか

　「招き入れる」段階では、リーダーが何か問いかけても、発言がまったく出ないことも珍しくありません。一人一人順に当てていっても「特にありません」などの返事では話は進みませんね。その場合には、そもそも、質問が大まかすぎないかチェックしてみてください。「どうなりたいですか？」では答えにくくても、「退院したときにどうなりたいですか？」、さらには「退院したときに、家族との関係ではどうなりたいですか？」だと答えやすくなっていきます（このように、開かれた質問でありながら適度の制限を加えて尋ねることを「ソクラテスの質問法」といいます）。

　質問を工夫するだけでなく、ノートやテキストに、自分の考えを簡単に、キーワードだけでもよいのでメモしてもらうこともできます。数分時間をとって手が止まった頃に、近くにいるリーダーが見せてもらい、本人の代わりに紹介することもできます。あるいは、隣どうしで見せっこして話し合ってもらうという方法もあります。こうして少しずつ打ち解けながら、発言することへのハードルを下げていきます。たとえばこんな感じになるかもしれません。

**意見が出ないときは、まず、各自で、
考えを書いてもらうことが大切**

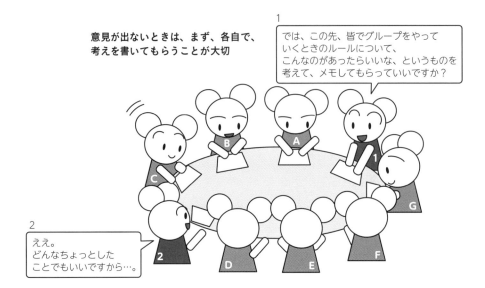

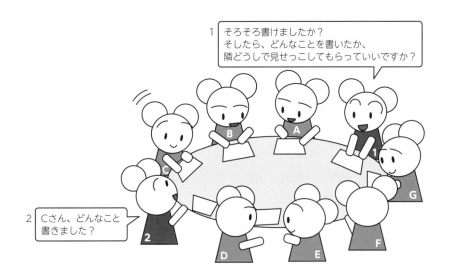

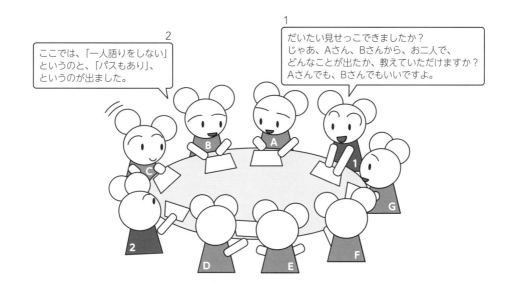

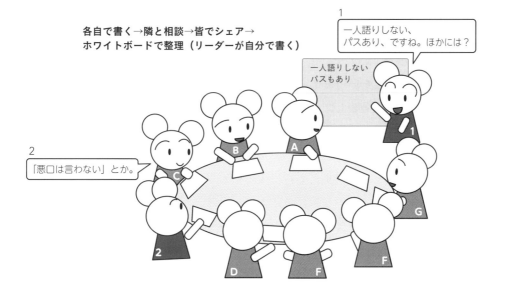

　こうした活動をプロセスに気をつけながら行うことで、リーダーが中心の「1対多」の場のあり方から、互いに水平な「多対多」の関係に変化させていきます（**図4-6**）。

リーダー中心のやり取りから、
参加者相互のやり取りの網目が広がるように介入していく。

○○についてメモして
いただけますか？

ほんのちょっとした
ことでいいですよ。

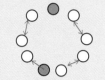

隣どうし2人で話し合って
いただけますか？

Cさん、どんなこと
書きました？

Aさん、Bさん、
どんなこと書きました？

図4-6 グループに招き入れる 「1対多」から「多対多」へ（磯村、2018）

「ささやかな希望」：回復に向けて個人的な目標を尋ねる

「招き入れる」の段階で最後に紹介するのは、「ささやかな希望」を尋ねるという活動（コンテンツ）です。これは、ポジティブな雑談、ルール作りを経て少しずつ打ち解けてきたところで、ささやかでよいので、できるかどうかはあまり気にせず、「こんなふうになれたらいいな」という目標を語ってもらうというものです。これも、まずは各自でメモを書いてもらってから、順に発表してもらう形が無難でしょう。

このように、あわてて依存症の問題に突進せず、ある程度お互いの雰囲気がわかった段階で、デリケートな問題である依存症について扱うことが大切です。そして、少し時間に余裕をもって早めにクロージング（まとめ）に入るのがコツです。というのは、突発的に何かの発言をきっかけに感情的に不安定になる人が出たり、不満を表明する人が出たりすることがあるからです。最悪なのは、そうしたことが終了時間間際に起こり、その状態のまま時間切れになることです。欲張っていろいろやってそういうことになる危険を冒すくらいなら、余裕をもって進め、少し物足りないくらいでも落ち着いたポジティブな雰囲気で終了するほうがよいでしょう。特に初回の場合、見かけ以上に負荷がかかっていることもありますし、物足りないくらいのほうが、次回の参加率は高まるでしょう。

フェイズ2：見方を探る
(Perspectives)

概要

すでに述べたように、最初の「招き入れる」に続き、「見方を探る」の段階でも、グループの基礎つくりが大切な課題です（**図4-7**）。第2章「チームとグループ」で述べたとおり、グループ動機づけ面接のメンバーの最も特徴的な共通点は「両価性」であり、また、それはどのメンバーにも共通した課題です。そこで、この段階では、過去や現在の体験をもとに、「両価性」を自分の心のなかに探っていきます。メンバーのなかには、無理に「頑張ります」といい子を装っている人もいるかもしれませんし、失敗の繰り返しに絶望的な気持ちになっている人もあるかもしれません。しかし、そうした互いの気持ちを話し合っていくうちに、どんなにしっかりしていそうな人の心のなかにも、不安や自信のなさといった維持トークの要素はあるし、逆にどんなに自暴自棄に見える人のなかにも希望が潜んでいると気づくようになります。そのため、過度の不安を避け、慢心に気をつけることにつながります。

原則　来談者中心で（MI不一致を避ける）
　　　ポジティブに焦点を当てる
　　　今ここに集中する
　　　Acknowledge suffering, but don't elicit grievances.
　　　（つらさは認める。しかし悲しみを引き出さないように）

活動の例　両価性の輪、典型的な1日、利点欠点ゲーム

※前回の振り返りのとき、雑談を復活させる
※「両価性は正常」をリンケージしていく
※コリーダー（研修者）の発言量を増やす。たとえば是認の聞き返し

図4-7　フェイズ2：見方を探る…自分を知る

こうしたやり取りを通じて、お互いの共通点を知り、また、弱音や維持トーク（「飲みたくなるんだ」「やっていけるか不安だよ」など）を言ってもいいんだという、安全・安心の感覚を確認することになります。こうして、凝集性の基盤ができていくわけです。

原則

「見方を探る」の原則は、来談者中心の対話を行うことです。言い換えれば、MI不一致（**第1章第1節、p.11**）でない対話ということです。維持トークにもしっかり注意を払いま

す。ただしポジティブに焦点を当てるようにします。話題がネガティブになったときに、来談者中心でどのようにポジティブに焦点を当てるのか、と気になる人もあるかもしれませんが、こういうことです。話題が「ネガティブ＋ポジティブ」となったときには、参加者の心から離れすぎない程度に、ポジティブの部分について選択的に聞き返したり、詳述を求める質問をしたりします。では、「ネガティブ＋ネガティブ」となったときはどうするかですが、そのときにも、よく注意すると言外にポジティブが埋め込まれていることは珍しくありません。なぜなら両価性があるからです。そうしたら、その隠れている部分を聞き返すのです。「ついつい飲んでしまう」→「飲まずにいようという気持ちはある」、「薬のない生活なんてまるでイメージできない。俺はダメな奴だ」→「本当は薬のない生活も考えてみたい」などですね。

　この辺りは個人の動機づけ面接の訓練をすると早く上達すると思います。グループダイナミクスを扱わなくてよいため、一つ一つの言葉に集中することができ、効率的にトレーニングが行えるためです。

　さて、この段階では、参加者によっては、過去のつらい体験に強くとらわれて、繰り返し訴えることがあります。逆に、現実から目を逸らすかのように、将来取り組みたい解決策を詳細に説明する人もあります。いずれの場合も来談者中心のスタイルを保ちながら、「今ここ」について話題を戻すように粘り強く努力します。

　ただしその方法としては、そのネガティブな人からポジティブな発言を引き出そうと、個人の動機づけ面接をするのではなく（衆目の中で時間を気にしながらの面接は失敗しやすいうえに、まわりの人は必ずしも興味を示さない）、ほかの参加者に発言を求めつつ、グループの雰囲気を明るく保つようにします。通常グループ内には様々なスタンスの人がいますから、リーダーが自ら頑張らなくても、何かしらポジティブなコメントが出てくることが期待できます。

　まとめると、過去・現在のつらさは認め、聞き返しをして敬意を払う（acknowledge）けれども、だからといって、積極的にそうしたネガティブな感情をリーダー側から引き出すことはしない、ということになります。

活動の例

1　両価性の輪

　まず、両価性の概念について、図を描いて説明します（図4-8）。1つ目のポイントは、両価性は「○○したいけれども、できない」ということとは異なるということです。、生活習慣の変化をテーマに、「○○したいけれども、○○したくない」というふうに、2つの欲求が綱引きしているということに注意を促し、「鉄棒の逆上がりがしたいけれどできない」というような純粋な能力の問題とは違うことをはっきりさせる必要があります。逆上がりをしないでいたい、ただぶら下がっていたい、という欲求はありませんね。ところ

が、依存症では、「酒をやめたい」「ギャンブルをやめたい」という気持ちがある一方で、「酒を飲みたい」「ギャンブルがしたい」という欲求があるわけで、そこが面倒なところです。と同時に、能力的にまったく無理なことをしようとしているわけではないということも示唆されます。

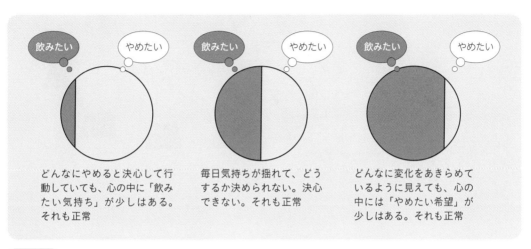

図4-8 両価性の輪：両価性は正常

もう1つのポイントは、両価性は正常であるということです。「まだ飲みたい気持ちがあるから、俺はダメだ」とか、「断酒など無理、とてもイメージできないから、俺はダメだ」とか考える必要はなく（俺はダメだと考えた時点で、少なくとも「本当はしたい」という願望があることになりますね）、どの人の心の中にも両価性の綱引きがあり、それは正常なことなのだということです。

　実際の活動としては、**課題となっている飲酒や薬物は避けて、それ以外のテーマで、両**価性があったけれども、習慣を変えることができた過去の体験について話し合うとよいでしょう。そうすることで、両価性は正常だということを再確認するばかりでなく、依存症の問題を相対化し、チャレンジの困難感をやわらげることができるかもしれません。また本題の依存症以外のテーマについて話し合うことで、安心して取り組むことができ、自分のもつ本来の力に気づきやすくなります。

　参加者の取り上げるテーマとして多いのは、酒・タバコなどの嗜好品や、運動・食事などの生活習慣、仕事のやり方などがあります。こうしたテーマを出しあって、2つの点をリンケージしていきます。一つは両価性、もう一つは、それを乗り越えることができたという能力や性質（粘り強い・工夫する力・決心したらやり抜く力など）です。後者については是認することもできます。

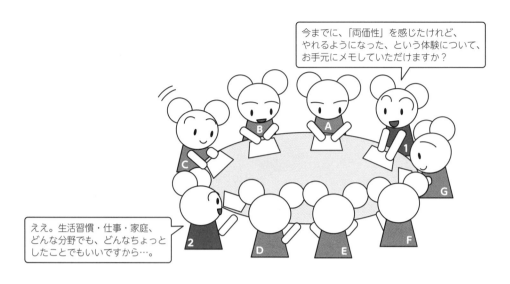

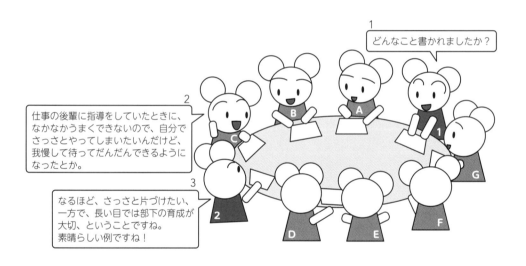

利点・欠点ゲーム

	利点	欠点
問題の行動を続ける		
問題の行動をやめる		

図4-9 利点・欠点ゲーム

これは、両価性について具体的に探る活動です（**図4-9**）。薬物を例にとれば、薬物を続ける利点・欠点、薬物を止める利点・欠点についてそれぞれ考えてみよう、ということです。まず参加者一人一人に付箋を10〜20枚程度わたし、2チームに分かれて、1つのチームは薬物を続ける利点・欠点を、もう一つは止める利点・欠点を付箋1枚に1項目ずつ書き、表に貼ってもらいます。制限時間を設けてどんどん貼っていき、どちらのチームがたくさん考えつくか競争します。その後で、貼られた紙を読んで、4つのマスのそれぞれのなかで、一番気に入ったもの、響いたものを選び、おのおの丸をつけて投票します。その結果も眺めつつ、自由に感想などを述べあいます。そして最後に、個人に戻って、この活動で参考になったことをノートにメモします。

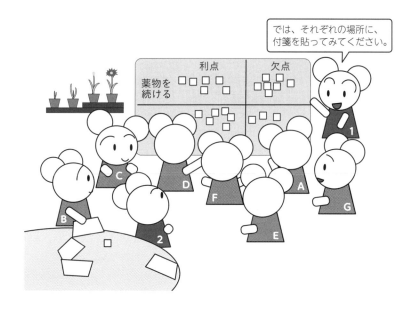

では、それぞれの場所に、付箋を貼ってみてください。

利点　欠点

薬物を続ける

　リーダーは、こうしたやり取りをファシリテートしていくわけですが、安全・安心を確保しながら、ポジティブに焦点を当てていきます。つまり、チェンジトーク（変化の利点・続けることの欠点）と、維持トーク（変化の欠点・続けることの利点）が出るわけですが、サマリーをするときに、後半にポジティブをもってくるなどの工夫を随所にしていく形をとります。ただ、この段階では、先を急ぎすぎないことも大切で、無理に計画にまでつなげることは控え、共通点（特に両価性）をリンケージし、凝集性を高めることを第一優先とします。

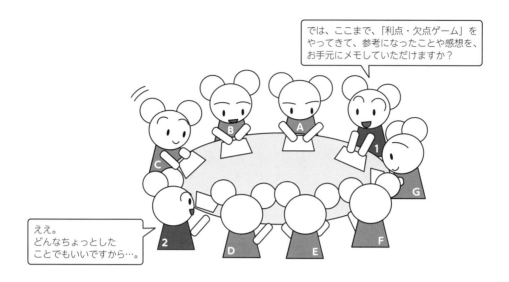

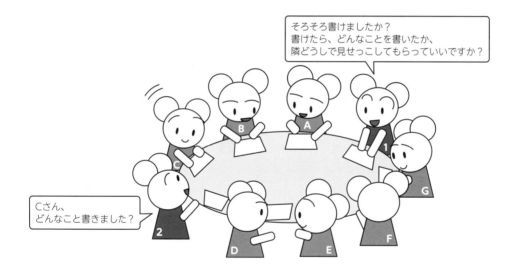

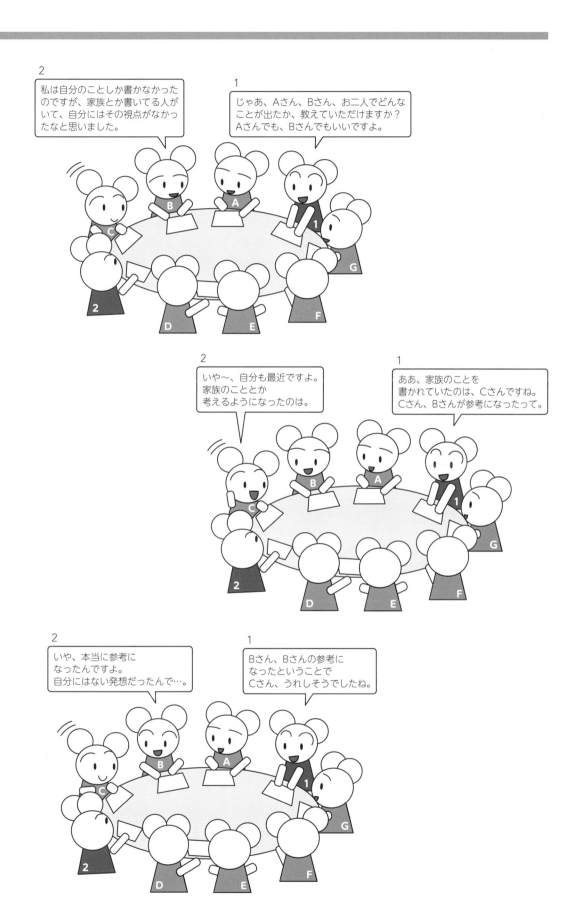

フェイズ3：見方を広げる
(Broadening Perspectives)

前の段階では過去や現在に目を向けていたのに対して、ここでは未来に目を向けるよう促していくことがテーマとなります。

メンバーの状態

他者の意見を取り入れる段階へと変化をしていきます。前の段階では過去や自分のことについて振り返り、リーダーとのやり取りが中心となっていました。この段階では、十分に安全・安心が確認され、自分自身が受け入れられたと思い始め、メンバーとのやり取りが増え、メンバーの意見を受け入れることができるような発言が増えていきます。「そういう考え方もあるか」「私も参考にできるかも」といった言葉が、見方を広げるという段階への合図となります。ここでもやはり、進みの早い人、遅い人がいる場合があります。ここでのリーダーのまとめの例をあげてみます。

「ここまでのやり取りで、はっきりと将来のことを考えることができる人もいるかもしれませんし、まだぼんやりとしている人もいるかもしれません。あわてる必要はありません。このグループのなかで、私たちと一緒に自分の考えをまとめていけばいいと思います。」

グループの運営

ポジティブに焦点を当てて、維持トークをチェンジトークに変換したり、是認をしたりします。たとえば「こんなグループ、何の役に立つんですか」→「自分の役に立つ情報や考え方があったらいい」のようにリフレーミングをしていくことですね。グループの雰囲気はとても大切なグループの要素です。明るい雰囲気はグループを活気づかせ、不協和に陥るのを予防する効果があります。

導入のしかた

この段階に入るとき、私は次のような説明を参加者にしています。

「見方を広げる」（Broadening Perspectives）は、ポジティブ心理学の大家、フレデリクソン（Frederickson, B. L.）の broaden-and-build モデルから来ています。フレデリクソンは、感情の役割を大きく2つに分けて考えました。たとえば、自転車に乗っていて何かにつまずいて転び、「痛っ」となったとき、まず私たちには不安や恐怖といったネガティブな感情が発生し、痛む場所を、必要なら服をまくり上げてよく観察し、傷の正確な場所や範囲、深さ、出血の程度などを知ろうとするでしょう。そしてその次に、恐る恐る動かしてみて、「よかった、膝は動くし、体重もなんとか支えられそうだ」と、保たれている

機能を確認しながら、徐々にポジティブな感情を取り戻し、荷物やポケットを探りながら手当てに使えそうなものを探し、消毒薬や絆創膏はどこにあったっけ、自転車は壊れていないようだ、念のため整形外科にかかったほうがよさそうだ、などと視野を広げていくはずです。さらには、どうして転んでしまったのか、やっぱりサンダル履きで自転車はまずい、というような考えも浮かんでくるかもしれません。

つまり、問題が生じた直後のネガティブな感情は、注意を問題に集中し応急対応をするのに役立つつし、実際その必要があるのですが、その次の段階では、むしろポジティブな感情こそが視野を広げて対策を組み立てていくこと（broaden-and-build）の役に立つというわけです（ちなみに、フレデリクソンはポジティブとネガティブの感情の割合が3対1のとき、人生のあらゆる面が好転していくという研究結果を広めたことで有名です）。

さて、この、いつまでも痛むところを「痛い痛い」とやっていても次にはつながらない、回復のためには、ポジティブな気持ちで、視野を広げていく必要があるというモデルは、依存症にもよくあてはまります。飲酒にしろギャンブルにしろ、いろいろなトラブルが生じていることは、グループのだれもが承知していて、実際にそういった問題で苦しんでこられたことと思います。この問題に注意を集中することは、当然必要なことなので、それはそれでよい。しかし、その次の段階に進むためには、ポジティブな気持ちで視野を広げていく必要があるということです。その視野を広げる助けとなるように、グループ動機づけ面接ではいろいろな演習を用意しているので、今回はそれをやってみましょう。

原則

さて、この段階での原則は、4つあります。1つは従来どおりポジティブに焦点を当てること。その理由はポジティブ心理学の観点からも明らかです。2つ目は未来にフォーカスすること、3つ目は「矛盾の拡大」、4つ目は防衛を受け入れることです（**図4-10**）。

Frederickson の broaden-and-build モデルとは

原則　ポジティブに焦点を当てる
未来にフォーカス
Develop discrepancy（矛盾の拡大）
防衛を受け入れる

活動の例　Heuristic Models
（発見的モデル：ステージモデル、Ready-Willing-Able など）、
未来をイメージする、重要性と自信度の探索 など

図4-10　フェイズ3：見方を広げる…時間軸を視野に

一つ前の「見方を探る」の段階では、両価性の理解を軸に、視点は現在、今ここに集中しました。それに対して、「見方を広げる」では未来に視野を広げていくわけです。そのときにカギとなるのは、「矛盾の拡大（食い違いを大きくする）」（Develop Discrepancy）です。これは、現在の行動と、その人が本来大切にしている価値とのずれや矛盾を拡大し、明確にする、ということです。別の言い方をすれば、「短期的な利益と長期的な損失」あるいは、「短期的な損失と長期的な利益」の齟齬についてよく考えるということです。

　たとえば、自分の強み、個人の成功談、成果などを話してもらうことや、他者の意見をリンケージすることで、メンバーどうしの希望や強みをつなげることができます。

　ただし、こうして現在の行動が（長期的には）自分の本来の価値と食い違っている、と気づいてくると、変化への動機が高まるのと同時に、参加者には逆に「そうはいっても、現在の自分や、自分の状況はそんなに悪くない」という自己防衛の気持ちが出てくることもよくあります。しかし、この段階では焦らずにそれは受け入れて、「そうですね、そういう気持ちになることもありますね」と肯定的な関心を寄せ、あくまでも本人のペースや自律性を尊重します。そもそも、だれであっても人生における大きな変化を起こすともなれば、多少の抵抗は生じるものです。リーダーはそのことをよく理解して落ち着いていることが、参加者にも安心感を与えることになります。

グループダイナミクス

　グループの凝集性が高まってくると、個人への信頼、グループへの信頼の両方が高まってきます。メンバー間で助け合う姿を、是認返しを用いて助け、メンバーがグループを信頼し、つらい体験や言いづらいことを正直に話してくれたことを是認します。またこれらをリンケージしながら、グループの凝集性の芽を育てていきます。リンケージしていくことは、グループメンバーの共通点を探しをしながら、グループからチームへの変化を手助けしていくことにもなります。

グループの規範

　リーダーはメンバー間の相互作用を促進するかかわりを実施します。メンバーからの質問にすぐには答えず、ほかのメンバーの意見を求め、まとめたりします。リーダーとメンバーの個別のやり取りを減らしていき、メンバーがほかのメンバーのことについても考え始めるきっかけを作っていきます。

助言や意見のしかた

　メンバー間のやり取りが増えるにあたり、気をつけたいのが、MI不一致です。許可のない助言や情報提供がそれに当たります。こうしたトラブルを防ぐために、最初にMI一致の情報提供のやり方を教えておくことや、ルール作成の際に「無許可の助言はしない」

といったものを加えておくことが大切です。また、リーダーがグループのなかで情報提供や助言をしつつ、代理学習を促すことをしていくのもいいでしょう。

発見的モデル（Heuristic Models）

「見方を広げる」助けとして導入されるのが、発見的モデル（Heuristic Models）です。発見的モデルにはいろいろありますが、いずれも時間軸がモデルに含まれており、本人自身が未来について考え、気づくのを援助することができます。ただし、どのモデルを紹介するにせよ、絶対的な正しいものを教育するという立場ではなく、話題のきっかけとして、そういう見方があるよ、という感じに紹介するとよいでしょう。また、紹介するモデルは1つだけにしておいたほうが無用の混乱を防ぐことができてよいかもしれません。

活動の例

1 ステージモデル（図4-11）

「行動変容ステージモデル」は保健領域で広く用いられています。人の行動変容は急に生じるのではなく、「無関心期」「関心期」「準備期」「実行期」の4つのステージを踏むとされています。禁煙を例にとれば、順に、「禁煙には興味はない」、「関心はあるけれどその気はない」「興味もあるし実際やってみようと思う」「始めてみた」という形になるわけです。これが基本型です。しかし、グループ動機づけ面接では、これに「維持期」と「再発期」を加え、そこから再び、関心期に戻り、らせん状に進んでいくという包括的なモデルを示すことが大切です。

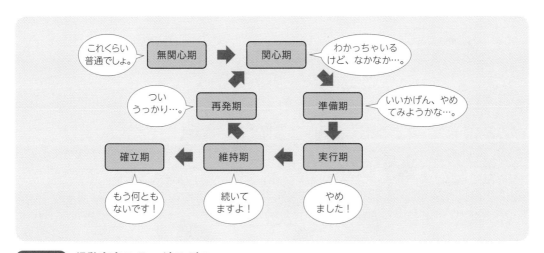

図4-11 行動変容ステージモデル

(Prochaska, J. O., DiClemente, C. C.: Journal of consulting and clinical psychology; 51(3): 390-5, 1983. より引用)

さて、実際には、まずメンバーにこれまでの人生で達成した変化をあげてもらい、その

問題に気づいてから、実際に行動を変えることができるようになるまでにどのくらい時間がかかったかを考えてもらいます。様々な例が出るなかで、ここでのねらいは、実は、問題に気づいてからもなかなか行動に移れないこと、行動に移ってからも習慣が定着するにはさらに時間がかかること、何度も繰り返し真剣に挑戦しても、時には逆戻りしてイライラしたり落ち込んだりすることもあるのだという事実を共有することにあります。こういう見方をするモデルを紹介することで、かつての苦労と成功を思い出しつつ、現在の問題に対しても、視野を広げ、より楽観的になり自己効力感が高まる可能性が出てきます。

エクササイズ 8　行動変容モデル

行動変容の苦労や困難さ、そして成功への過程を普遍化し、共有しよう。

▼

- 人数：5人
- 役割：リーダー1人、メンバー4人

リーダーは

①メンバーに、これまでに人生で達成した変化をあげてもらいます。

②問題に気づいてから動き出すまでの時間、習慣が定着するまでの時間、イライラしたり落ち込んだりといった感情の動きについて聞いていきます。

③かかった時間、行ったり来たりしながら進んでいくこと、ネガティブな感情が起こること、をリンケージして、達成したことを是認していきます。

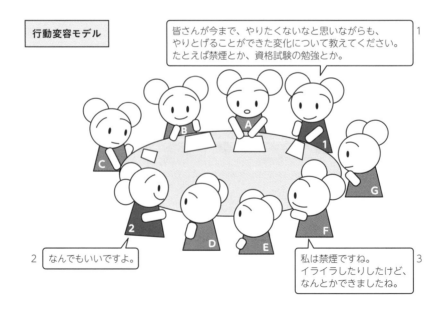

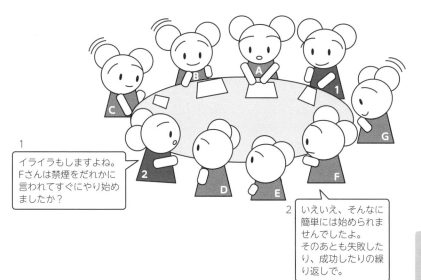

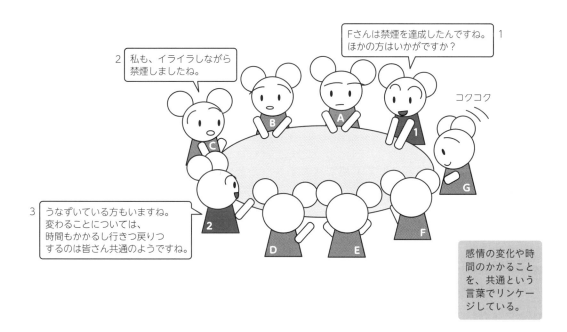

2　**用意ーやる気ーできそう（能力）　モデル　Ready-Willing-Able（図4-12）**

　これは、動機づけ面接の創始者ミラーとロルニックが2002年に提唱したものです。変化の実現のために必要な要素として、用意、やる気、能力という3つがあり、それらがそろって初めて可能となると考えます。

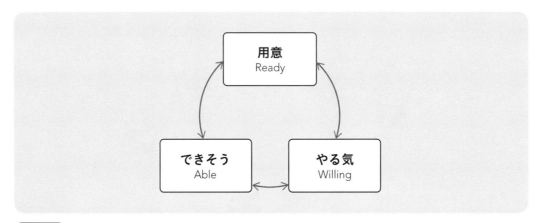

図4-12 用意－やる気－できそう（能力）モデル

　たとえば、必要な用意をしていなければ、やる気とできそうという気持ちがあったとしても失敗します。準備が整い、できそうだと思ってもやる気がなければ行動は変わりません。また、いくら用意をして、その気があっても、できそうだと思えなければなかなか行動に移せないでしょう。という具合に３つの要素からみていこうとするわけです。行動変容モデルでは過去の成功体験に触れています。過去の成功体験に触れることは本人の変化への自信度を上げることになります。直接の問題ではないことでも、そのことに触れることで自分自身への視点の変化を促すことができるわけです。本節の導入でポジティブ心理学の大家、フレデリクソンについて触れました。そこに記載したとおり、グループに参加する人は直接の問題に目を向けがちになります。「見方を広げる」の目的として、別の視点で今までの人生を振り返り、できそうな気持ちで未来への準備を始めるということがあげられるでしょう。

**　このモデルはいろいろな形で利用できますが、たとえば、次のような感じで行うこともできます。**

　まず、用意－やる気－できそう（能力）モデルの各概念を紹介したのち、リーダーが自分の体験を具体的に話します。

　「私が研修医の頃、身につける必要のある手技に、人工呼吸のためのチューブを患者さんの喉に入れる、というものがありました。実際にはそういう患者さんがあると、先輩の医師が研修医たちに向かって、だれかやってくれる人、と声をかけます。そこで、やれると思った人は挑戦してみるわけです。うまくいかなければ上級医がすぐに代わります。初めのうちは、私はまったくできる気がしなくて準備もできておらず、手を上げる気もなかったのですが、練習用の人形で繰り返し訓練して、やれるような気がしてきました。それに、ほかの研修医が手を上げて成功したりする様子を見て、ますます自分にもできるような気がし始め、手を上げてみようかなと思うようになり、あるとき、思い切って手を上

げて挑戦しました。成功したときもあれば失敗のときもありましたが、繰り返すうちにだんだんできるようになりました」

続いてコリーダーが話します。

「私の育ったところは田舎で、小学校にプールがなかったので、川で泳ぎの練習をしました。ちょうど川の真ん中あたりに岩があり、そこまで岸から泳いでいければ一人前というのが子どもたちの間の暗黙の了解となっていました。初めのうちは、とてもそこまで泳げるとは思えませんでした。それで、岸のそばの足の着くところで泳ぐ練習を繰り返して、少しずつ準備をしました。ちょっとできるようになってきたので、足の着かないところまで泳いで行ってみたりして試しているうちに、同い年の仲間のなかに思い切って挑戦してみる子どもが現れ、その子が成功すると、あの子にできたんだからという気持ちが生まれ、ある日思い切って岩を目指してみることにしました。1回目は途中で帰ってきたのですが、2回目はうまくいって、それからどんどん泳げるようになりました」

こういう事例を示した後、過去の、できそうになかったけれどできるようになったことを思い出してもらい、どんなことがあったか、ノートなどに書いてもらいます。そして順番に発表し、発表が一巡したらおのおの参考になったことや感想をノートなどに書いてから、それについて話し合ってまとめます。ここでもやはり、成功体験が大切になってきます。まずは、自分が自分自身を受け入れることが重要です。自分に自信がない状態では代理学習が起こりにくくなります。まずは自分自身を認めること、そのためには、過去の成功体験に触れて、自分自身の気持ちをできる方向にリセットしておく必要があります。そうしたとき、「今はこの状態だけど、今まで自分は頑張ってきたな」とか、「そうはいっても今まで全部だめじゃなかったよな」といった思いが本人に沸き起こることになります。そうすると、「あいつができるなら、あの人ができるなら自分もできるはずだ」と視点を広げることができるようになるのです。

エクササイズ 9　用意⇒やる気⇒できそうモデル

行動変容の成功への過程を普遍化し、共有しよう。

▼

- 人数：5人
- 役割：リーダー1人、メンバー4人

リーダーは

① メンバーに、これまでの人生における成功体験を話してもらいます。

② リーダーは例を伝えます。

　例：看護師として働き始めたころ、点滴の針を刺すことが苦手でなかなかうまくいかず、先輩に頼んでばかりいました。仕方がないので、ゴム管を使って練習をしたりしながら、時を過ごしました。そうしているうちに挑戦をしたいという気持ちが高まってきました。同期も難なく針を刺すのを見て、自分にもできるような気がしてきました。その後は積極的に手をあげ、もちろん失敗もありましたが、今では点滴の針を刺すことはさほど苦にならなくなりました。

③ メンバーはそれにならい、過去にできなそうだったができた体験を書き出します。

④ それを発表します。

⑤ リーダーはそれをリンケージおよび是認しながら、変化への過程を用意⇒やる気⇒できそうモデルにて普遍化し、共有していきます。

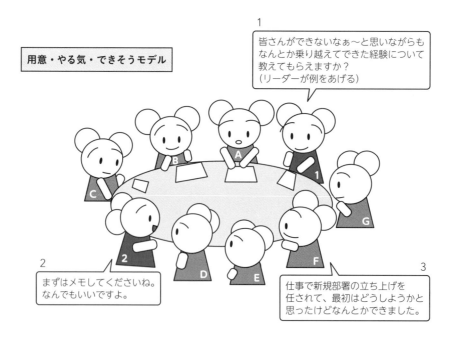

用意・やる気・できそうモデル

1
皆さんができないなぁ～と思いながらもなんとか乗り越えてできた経験について教えてもらえますか？
（リーダーが例をあげる）

2
まずはメモしてくださいね。
なんでもいいですよ。

3
仕事で新規部署の立ち上げを任されて、最初はどうしようかと思ったけどなんとかできました。

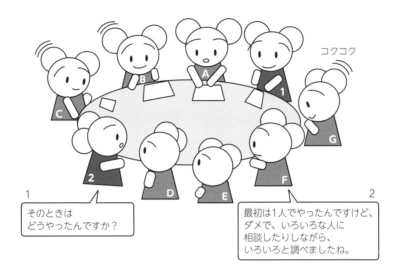

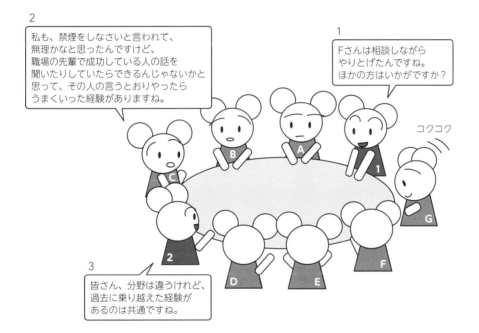

3 　ささやかな希望（未来をイメージする）　Looking Forward / Envisioning （図4-13）

　こんなひとときがあったらいいな、というささやかな希望を思い浮かべて話しあい、互いに発想を分かちあい刺激しあって、変化への勢いをつけていきます。実は、こうした心の中での想像上の成功体験は、グループで行うと個人で行うよりも様々な発想が生まれる

ので、聞いているだけでも楽しい気持ちになり、希望が育ってくることがわかります。

　以下は、「用意−やる気−できそう」の活動をした後に「ささやかな希望」の活動を行った事例の書き起こしです（一部読みやすくするために編集しています）。

◇◇◇

L（リーダー）1：じゃあ、みなさん、今から、2〜3分間、こんな生活ができたらいいな、というのを考えてもらっていいですか？　希望の1日みたいな…ささやかな希望でいいんですけどね。ここを退院してすぐのことでもいいし、1年くらい後のことでもいいし、あるいは3〜4年後のことでもいいんだけれども、こんなひとときが過ごせたらいいなというのを考えて、それぞれノートに書いてみてください。

（約3分間待つ。参加者の手がほぼ止まったところを見計らって）

L1：じゃあ、こちらのAさんから。

A　：今は、お酒を意識して生活している感じなので、常に、飲んじゃいかんとか、過敏になりすぎているので。お酒を意識しないで生活ができるというか、普通の……。

L1：うんうんうん。過敏にならずにね。

A　：そう。生活できればいいなと思う。お酒がないのが当たり前、意識しなくても。

L1：お酒がないのが当たり前と（メモを取りながら）……。ちょうどその、少し無理やりかもしれないけれど、大工さんでいえば、ある時点で親方は後ろに引いていくわけですよね。（笑い）（Aさんは大工で、この直前の用意・やる気・できそう（能力）活動のときに、初めて親方から「段取りから全部自分でやってみろ」と言われたとき、できる気がしなかったが、少しずつ一人でできるようになったという体験を話していた）

A　：ああ。（笑い）

L1：そして、自分でやるのが当たり前になっていくんですよね。そんな感じ。

A　：はい。そうですね。

L2：はい。じゃあ、Bさんはどうですか。

B　：私も、お酒を飲まないのが当たり前、お酒を飲まない、お酒を意識しないで生活できるようになりたいと思いますけど、そのためには、1日のスケジュールを毎日決めて、1日1日、過ごしていけたらいいなあ。たとえば、うちに犬がいるんだけど、朝晩散歩して、田んぼとか畑とかがいっぱいあるんですけど、うちのまわり、そこらへんを歩いたりして、自然を感じたい。

皆　：ふーん……。

B　：たとえば、この間見かけた草に、今は花が咲いている。なんかそんなことが感じられるようになりたい。

L2：俳句読んじゃったりして。（笑い）

B　：うん。ただ、退院するときはきっと暑いとか、雨が降っていたりとか、梅雨が明け

ていないとか、そういう感じで退院できると思うんですけど、だから、犬を暑い中散
歩させるのもちょっとかわいそうなので、退院後すぐにそういう生活は、ちょっと
……。退院後すぐは、どういうスケジュールにしたらいいのかなと思うんですけど。

L1：じゃあ、スケジュールに工夫がいりそう。

B ：そう。たとえば、作業療法に通う。前も通っていたので。

L1：じゃあ、Cさんはどうですか。

C ：うーん。まあ、似たような話になっちゃうんですけど。やっぱり釣りの話になっ
ちゃうんですけど、まあ、朝、早いときだと3時4時頃に起きて。（皆：ほーう）

L2：さすがだなあ……。（皆：ははははは）

C ：現地に明け方ついて、準備して入るんですけど、ちょっと難易度が違うかもしれな
いけど、1時間くらいやるとちょっと、のどが渇いてきますので、ビール飲もうかど
うしようかと思うんですけど、やっぱ飲んじゃうと。話は変わるんですけど、これが
至福の時だなと思いながらやっているんです。（皆：うんうんうん）まあ、帰り、昼
過ぎにはもう飲まないんですけどね。それくらいかな。

L1：それは予想なのね。そういうふうになるんじゃないかなということ？　まあそれで、
釣りをしつつ、度が過ぎないようにできたらいいなあ、ということ？

C ：そう、そうですね。

L1：うんうんうん。

C ：それで、帰りに、どうせ運転しなければならないんで。昼過ぎから夕方には帰るん
ですけど、皆にはたくさん飲んでほしいんでね、やっぱりね。

L1：はあはあはあ。で、それで自分は、その……。

C ：それで、楽しむと。

L1：まわりの様子を見て楽しむと。

C ：飲まなかった分、みんなが喜べばそれでいいかなと。

L1：ああ。それがある意味一番楽しいかもしれませんね。自分で。

C ：そうそうそう。

L2：では、Dさん。

D ：ええっと、入院前は、仕事から帰ってきてから寝るまで、ずっと飲んでいるような
状態だったんで、その時間帯をどういうふうに酒を飲まずに過ごせるか、というのが
ポイントなんで、自分では今んとこ、新たな趣味を何とか見つけたい。たとえば、こ
れは先輩からのあれなんですけど、ドローンを作って飛ばして遊ぶとかね。

皆 ：ほう！ドローン。

D ：作るところからやれば、そこそこ時間潰せるなと。これはまあ、一つの手段。ある
いは、からだを動かすということなので、これもまあやってるんですけど。

皆 ：なるほどねえ。

D ：うちにも犬がいるので、しっかり散歩に連れてってやろうかなあと思いましたね。
　　ま、そういうので、しっかり自分のからだを動かすのを習慣にしていこうかなと思い
　　ますね。それができると、まあ、多少なりとも酒から意識を遠ざけて、うまいこと過
　　ごせるのかなと。

L2：からだづくり、ドローンづくり。（皆：ははははは。面白い。）

L1：ということで、みなさん、いろんな人のアイデアを聞きましたよね。それで参考に
　　なったことをそれぞれノートに書いてみてください。

（約2分。参加者の手がほぼ止まったところを見計らって）

L1：では、Dさんから、だれのどんなアイデアが参考になりましたか？

D ：そうですね、Cさんの釣りの話で、仲間との過ごし方みたいなのがあったんですけ
　　ど、自分で車を運転するために飲まないっていうのも、非常に参考になりました。自
　　分も、ゴルフに車で行きますから、今までは飲むんで、当然、「あ、飲まない人運転
　　してね〜」って言ってたんですけども、（笑い）今後、たいがいは自ら運転して、飲
　　めませんという状況をつくるというのも一つの仕方かなあ、と思いましたね。

L2：Cさん、Dさんが参考になったみたいですよ。

C ：まだありますけどね。忘年会もそうですよね。

皆 ：ああぁ！そうですよね。

L2：ゴルフにみんなで行かれる、釣りにみんなで行かれる、というのを共通してお持ち
　　なんですね。お2人ともね。（リンケージ）

D、C：そうですね。（うなずく）

（中略）

L2：Bさん、どうですか？

B ：うんとね、車を運転するときは飲まないということから思いついたのが、犬を車に
　　乗せて、公園とか、涼しそうなところに、（皆：ああ〜）行って、散歩すれば、時間
　　がすごく早く流れていくから。

L1：犬も喜びそうだねえ。

B ：はい。

L2：犬、みんな好きだね。（皆：ははははは、）

B ：そう、犬が。

L1：そう、このグループは犬好きグループでした。

B ：家のまわりを散歩するんだったら、お酒は関係ないから。車を運転する状況にして。

L2：ちょっと遠くのね、いつもと違う……。

B ：そう、たまには、連れて行ってあげると。

L2：犬も喜ぶ。

C ：連れて帰ってこなきゃいけないものね。（皆：爆笑）

L1：犬は運転してくれないから。（皆：爆笑）

L1：Ａさんは、どうですか？

Ａ ：Ｄさんの、趣味を見つける……。（皆：ああ〜）

Ａ ：からだを動かす、ドローンが面白いなと思った。（皆：ああ〜）作る過程も面白いし、
　　うん、飛ばしたりするのも面白いなと。

L1：大工さんだったんだものね。

Ａ ：そうですね。

L1：手先が器用ですものね。Ｄさん、Ａさんが参考になったそうですよ。

Ｄ ：頑張って作りましょう！（皆：はははははは）

L2：一緒に作ります。

L1：じゃあ、犬チームと……。

L2：ドローンチーム。（皆：はははは）

L1：釣りに行く人もいるしね。何か、アウトドアだね。

L2：外に出るというのはいいかもしれませんね。

L1：それでは、少し早目ですけれども、そろそろ終わりにしましょうかね。では次回の
　　確認をしておきましょう。次回は、来週の〇月〇日ですね。皆さんよろしいでしょう
　　か。

ネガティブな感情	ポジティブな感情
問題に集中してしまう （初期には必要） **現在に集中する**	問題から離れて視点が広がる **未来**を見つめる 自分の価値観と現在行動のずれ そしてそれを指摘すれば、まあそうは言っても現在の自分も悪くないという自己防衛がメンバーに起こるが、それもまた自然と受け入れる

図4-13 見方を広げる

第7節 フェイズ4：行動に移す

ここまでの流れ

　4つのフェイズも最後になりました。ここで復習もかねて、これまでのところをざっと振り返ってみましょう。グループ動機づけ面接の4つの段階のうち、フェイズ1の「招き入れる」は本当に知り合ったばかりのところです。ここでは、グループ動機づけ面接について紹介し、聞きっぱなし・言いっぱなしでもないし、話を聞いてるだけでもないし、思ったことを言っていいんだよ、それからお互いにやり取りしながら、最終的には助け合える関係になれたらいいよね、という話をします。そして最低限のルールをつくるところまで行います。

　フェイズ2の「見方を探る」では、その続きとして、実際にその関係をつくるための内容に入っていきます。具体的には、両価性を扱うわけです。基本的には、自分の過去と現在を見ていきます。さて、リアルに考えると、どんなグループでも、ざっくり言えば、たとえばアルコールを例にとれば、「もう断酒する」と言っている人と、「いや、断酒なんて、そこまでしなくていいんじゃない」、という人たちとがいます。断酒すると言っている人たちは、何が言いたいかというと、「俺はもう決心したんだ」ということかもしれません。むしろアピールしたいくらいかもしれません。しかし、「そこまでしなくていいんじゃない」、という人たちにしてみると、劣等感を感じるかもしれないし、あるいは、「そこまで俺に必要？」とか、「そこまで自分は悪くないよ」という気持ちもあるかもしれません。強制的なグループであれば、さらに、やらされ感の強い人とそれなりに納得している人との差もあるでしょう。

　そこで、この「見方を探る」の段階で、そうした一見バラバラな人たちの共通点探しをしていくわけです。みんなこの両価性というところでは似ているよね、とか、あるいは、利点と欠点探しのゲームをやって、飲みたくなるっていうことは、全然言ったっていいんだよ、両価性って正常なんだよ、ということも確認します。

　つまり、フェイズ1とフェイズ2はワンセットなのです。何を言っても大丈夫という安全・安心を実感してもらい、共通点を確認し参加者に自分の居場所としてのグループを認識してもらうわけです。言い換えればリーダーの役割は個々人に対して心理的な治療を施すのではなく、個々人が良いことも悪いことも含めて声に出し、それがほかの参加者に届く「場」を作ることにあります。

　さて、次のフェイズ3では、それまでに生まれてきた「場」を基盤にして、今度はちょっと見方を広げていく、上を向いていきます。夜、航海するときに北極星を探すたとも使われます。フェイズ3ではずせない要素には、大きく分けると2つあり、1つは過

去の成功体験の発掘です。発見的モデルを使って行います。たとえば、「用意－やる気－できそう（Ready － Willing － Able）」モデルでは、この３要素から、過去の成功体験を再発見します。

　つまり、依存症などの現在の問題では、下を向いて、「僕これできなかった」「これ失敗した」とフォーカスが狭くてネガティブになっているのを、発見的モデルを通して見てみると、行動の変化ってそもそもなかなか困難なことで、それにもかかわらず、今までにこんなこともできた、あんなこともできたという具合に、視野に広がりが出てきます。そしてその流れのなかで、今度は、「ささやかな希望」という形で、現在の問題に関して、未来を思い描く活動をします。これが２つ目の要素です。

　こうした活動を、まず個人のなかで行い、次に、それをお互いに出しあっていくのがキモになります。過去の成功についても、ささやかな希望についても、他人の話も聞いていきます。そして、リーダーは「ほかの人の話を聞いて何か参考になったことはありますか」、という質問で、注意と視野を広げる手伝いをします。このように、場のでき具合だけでなく、コンテンツ的にも、フェイズ１・２と、フェイズ３とではかなり差があります。

　もちろん、「互いに似ているね」というリンケージは、凝集性を高めるために、すべての段階で行われます。その一方で、対話の中身（コンテンツ）は変わっていくわけです。フェイズ２までは、他人を参考にしながらも、見つめる焦点は自分自身の現在の両価性という個人個人の作業になります。しかし、後半は、それが未来に向き、他人から取り込んだ情報を積極的に次のために生かしていこう、という感じになっていきます。

　「自分も、飲みたくなったときも、そうでないときもあった」というのがフェイズ２までだとすると、フェイズ３では、「あの人が言ったこのことは参考になった」、たとえば、「スケジュールを立てるのも大事だよね」とか、「目標までの途中の段階を考えるのも大事だよね」とか、たとえば、「デイケアに通うという段階を踏んでから社会復帰を目指そう」とか、「何か趣味をもつことが大事なんじゃないかな」とか、それぞれアイデアが出たら、自分が思っていなかったようなアイデアを、ほかの人からもらってこようとするわけです。さらに「利他」という、ほかのメンバーのために、チームの一員としてささやかであってもよいので何らかの貢献をする、ということも出てきます。そして、利他行為自体が、自尊感情を高めるなど治療的な意味をもってくるわけです。

　さて、最後のフェイズ４は「行動に移す」です。ここは結構難しいところです。ここで一番予想されるのは、ここまでお互いに励まして一緒にやろうと進んできたけれども、最終段階に入って、「やっぱり、私には無理」とか、特にデイケアなどの場合、実際にスリップしている人もいるかもしれません。そうすると、できる子チームと、できない子チームに分かれる危険があるわけです。それがここで一番気をつけないといけないところです。

　しかし、だからといって、自信がもてない人たちが発言できなくなるような雰囲気にし

てはいけません。そうではなくて、むしろそうした声を歓迎するくらいの気持ちが大切です。なぜなら、少しくらいの軋轢や衝突はあってもいいともいえるからです。なぜなら、その食い違いをやり取りしながら乗り越えることで、凝集性がさらに高まるからです。ですから、リーダーとしては、無理に自信のない個人に対して自ら働きかけて自信を高めようとするのではなく、むしろ、グループ内の摩擦は正常なことと理解し、またグループにもそのように話して、摩擦はグループの全体の成長のチャンスととらえます。そして、そんなメンバー一人ひとりが自分の思いをきちんと声に出せて、それが一人ひとりに届くような「場」を整えることに専念するのです（**図4-14**）。こうして、グループの成長と凝集性が高まる支援をします。

それでは、この「行動に移す」段階の具体的な活動についてみてみましょう。

> **原則**　行動にフォーカスする
> 　　　　参加者に、何が必要か（what they need）考えるように促す
> 　　　　グループ内のやり取りに注意を促す
> 　　　　直近の未来にフォーカスする
> 　　　　自己効力感をサポートする
>
> **この時期絶対に避けるべきことは？**
> 　サブグループの固定
> 　メンバー間の衝突をノーマライズする　Normalizing Group Conflicts
> 　衝突はグループ成長のチャンスととらえる
>
> 　活動の例　仮説としての変化、計画を立てる（ピンチへの対応を含め）

図4-14　フェイズ4：行動変容へ

重要性と自信の振り返り

変化の重要性を語ることは、変化への自信について詳しく話すことに通じます。変化の自信を高めていくためには、計画が具体的で、やれるという自信があり、未来の姿をイメージできていることがポイントとなります。これらはスケールを用いることで簡単に実施することができます。

ホワイトボードに2本の線を引いて、そこに0〜10の目盛りをつけて、スケールとします。そこに「重要度」「自信度」と書き、自分自身の行動変容の重要度と自信度を数字で表します。「0がまったくない、10がものすごくあるとしたら、今いくつでしょうか？」と尋ね、メンバーに答えてもらいます。その前に時間をとって、それぞれが線を引いてスケールを作成してもらっておくのもいいかもしれません。数字を答えてもらえたら、その数字より1〜2下げて、たとえば6なら、「4や5ではないのはなぜですか？」と尋ねます。

メンバーが答えた数字よりも下げて聞くのは、チェンジトークを引き出すためなのはお

わかりになると思います。仮に高く尋ねると、責められているように感じ、維持トークが出てくることになるでしょう。こうして順番に意見を聞き、数人ごとにリンケージをしながら、凝集性を高めていく。さらに、必要に応じて、「皆さんの重要度、自信度を高めるには何が必要でしょうか」とグループに投げかけることも行っていきます。自分自身の重要度や自信度を上げるための要因を考えることで、変化について考えることを容易にすることができます。

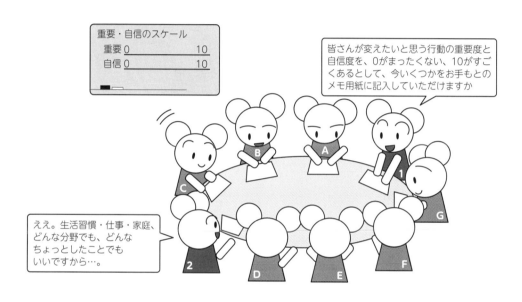

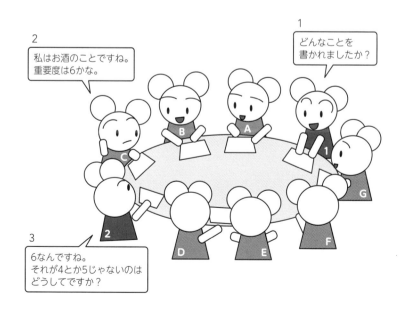

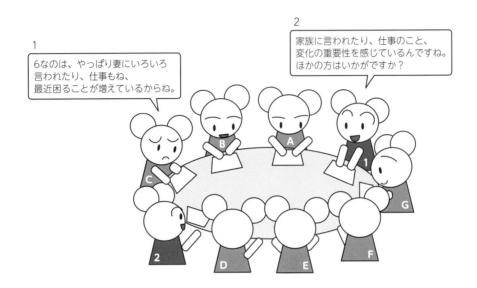

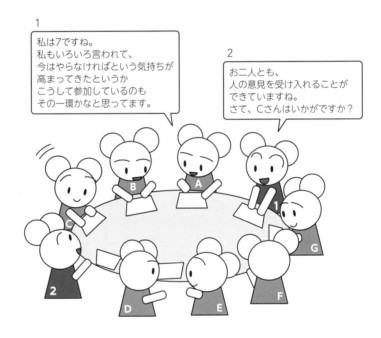

　自信度についても同様に実施していき、より具体的な計画を引き出し、グループに「自信度を高めるためにはどうしたらいいと思いますか」と投げかけていきます。

仮説としての計画

　フェイズ3までで、すでにいろいろな計画の片鱗が現れている人もいる一方で、なかなか計画といえるものまでできていない人もいます。リーダーはそのことについて、まず、グループメンバーに、変化のスピードには個人差があり、それぞれの人のペースで問題に

取り組むことが重要ということを確認します。両価性の問題があるので、その観点からも、それは当然なことといえます。

　さて、そんなとき、本物ではない、「仮定としての計画」を立てるという演習が有用です。何しろ、本当に実行に移す必要のない計画ですので、自信のない人でも計画を立てる抵抗感が下がるからです。たとえば、次のように説明します。

　「行動を変えるときのスピードには個人差があります。準備もそこそこに、計画らしい計画もなく、パッと決心してすぐに行動に移す人もいれば、慎重に準備を重ね、じっくり時間をかけて取り組む人もあります。どちらが良いとか悪いとかということではなく、個性の違いといえるでしょう。

　さて、今回は、皆さんがどちらの性質の人であっても、本物の計画を立てる前に、想像上の仮説としての計画を立ててみようという演習です。まだ行動を起こす自信がないという場合でも、もし、やってみようとするならば、という仮定のもとで、うまくいくかどうかは気にしないで、想像力を働かせて、もし、計画するとしたらこんな計画だよね、というものを立ててみましょう」

　そして、時間をとってまず一人ひとりに書いてもらい、その次にグループで共有し、参考になったことについて話し合います。

計画を立てる

　「仮定としての計画」を考えたり、それをめぐってグループで話し合ったりして、徐々に参加者の準備が整ってきたら、今度は本物の変化の計画を立てます。この計画（プランA）は、実際に紙に書いて見返せるようにしておいて、必要に応じて改善したり修正したりしていきます。また、起こりそうなトラブルや誘惑を予測して、それにどう対処するかという計画（トラブルシューティング）を立てておきます。さらに、うまくいかなかった場合の別計画（プランB）も立てておくとよいでしょう（**図4-15**）。

　実際には、次のようなメモを用意して参加者に渡し、それぞれの項目に記入しながら計画を立ててもらうとよいでしょう。ある程度でき上がったら、グループで発表しあって、参考になったところや、いいなと思ったところをディスカッションしていきます。あるいは、自信がない部分については、グループの仲間とブレーンストーミングをすることもできます。

　リーダーは、できるだけ参加者間のやり取りを奨励しつつ、必要に応じて、具体的な行動や、直近の未来に焦点が当たるようにサポートします。また、行き詰まりそうになった場合は、その変化を起こすためには「**参加者には**何が必要なのか」について話し合うように促します。

- ● 私のしたい変化は：
- ● それがやりたい理由は：
- ● どんなステップでするかというと：
- ● 人に助けてもらうとしたら：
- ● 計画がうまくいっているとわかる目印は：
- ● 計画の邪魔になるかもしれないものは：
      その対策は：
- ● 計画がうまくいかなかったときの別計画は：

図4-15 計画案を考えるヒント

スモールステップ

「Baby steps to Giant strides」、これは、小さなステップを踏むことで変化への大きな1歩を踏み出すことができるという意味です。まだ、考えがまとまっていなくても、ブレーンストーミングのように考えを出していくことで、大きな変化への道筋を感じることができます。

リーダーは、変化に向けた小さな1歩の価値についての考え方を紹介します。「このなかには、変化への準備ができている人と、あと1歩の人がいるかもしれません。完全な準備ができていないことで悩んでいる人もいるかもしれません。大きな変化を起こすためには、まずは最初の1歩を踏み出すことが役に立ちます。たとえば、運動なら、いきなりマラソンに出るのではなく、1日15分のウォーキングから始めるなどですね」と伝えます。

エクササイズ10　スモールステップ

小さな1歩を踏み出すことで、大きな1歩を踏み出すきっかけを作ろう。

- ・人数：5人
- ・役割：リーダー1人、メンバー4人

リーダーは

①スモールステップについて説明します。

②メンバーに、自分ができそうな最初の1歩についてメモしてもらいます。

③メンバーにペアになってもらい、お互い発表し、追加できるものはないか検討します。

④全体でそれを発表し、追加できるものはないかグループで話し合います。

⑤リーダーはそれをリンケージおよび是認しながら、来週までにできることを、メンバーに順番に宣言してもらいます。

⑥次週、何ができたかをフォローアップします。

代理学習

　自分たちの経験、成功、失敗を共有していくことは、グループの凝集性を高めて、代理学習を促進します。以下に代理学習を円滑にするためのリーダーの例をあげてみます。

　リーダーの発言例：「このなかには、変化の過程で、どんな困難が待っているかがわからないメンバーもいるかもしれませんね。私の知っているアイデアについてご紹介してもいいですか？（会場うなずく）抗酒剤ってありますよね。どうしてもお酒が飲みたくて抗酒剤は嫌だな、っていうときがある人のアイデアです。まずは朝、枕元に抗酒剤を置くのは普通ですけど、その人はさらに、お孫さんの顔写真の前に抗酒剤を置いたそうです。そうすると、孫に応援されているような気がして、なんとか抗酒剤を続けることができたそうです。皆さんも今、実施しているアイデアを、何でもいいですから出してみてくださいね」

エクササイズ 11　　代理学習

先をゆく仲間の経験を、自分の糧としよう。

- 人数：5人
- 役割：リーダー1人、メンバー4人

リーダーは

①こういうメンバーもいたといった形で、変化への行動、困難を乗り越えてきた経験について説明します。

②リーダーがペアをつくります。少なくともどちらかは、変化について前進を感じるメンバーとします。

③メンバーにペアになってもらい、今抱える困難とその対処法をお互いに発表し、相手の発言を記録します。

④相手の発言のうちで自分に適用できそうなことを共有します。

⑤全体でそれを発表し、グループでも、追加できるものはないか話し合います。

⑥リーダーはそれをリンケージと是認しながら代理学習を促進します。

後退と困難を扱う

　計画には、失敗にどう対処するかも含まれていますが、実際に失敗が起こってみると、やっぱりがっかりしてしまったり、イライラしたりする人のほうが多いかもしれません。なかには失敗をグループのせいにしたり、そこまではしなくても、イライラをぶつけたりする人もいるでしょう。

　そんなときには、防衛的・批判的にならずに、そうした感情を素直に受け止め、むし

ろ、そうしたネガティブな感情を正直に表明してくれたことに感謝し是認するくらいでも
よいと思います。事実、世界中で1か所でもいいですから、「ここでは正直になれる」「素
直に自分のことを話せる」という場所をつくることができたら、それは本当に素晴らしい
ことなのです。正直になることは口で言うほど簡単なことではなく、そのことができただ
けでも称賛に値するし、ほかのメンバーにとってもよいモデルであるといえるのです。

　失敗した人の訴えていること（たとえば「自助グループなんて結局時間の無駄だった」
「失敗するかもしれないから心配だとリーダーに言っていたのに、適切なアドバイスがな
かった」など）が正しいかどうかには深入りせず、感情や願望を中心に聞き返しをして、
つらい気持ちや失敗を話せたという正直さや勇気に感謝します。ほかのメンバーにとって
も、今回の体験をシェアしてくれたことは、きっとためになることである、というような
リフレームをしていくこともできるかもしれません。このような形でのリフレームは、ほ
かのメンバーにとっても有意義です。ほかのメンバーからも、様々な感謝の言葉や励まし
が出てくることと思われます。また、失敗を経験したメンバーを支援するという体験は、
一体感と凝集性を高めることになるでしょう。事実、それは単なる失敗ではなく、学ぶ経
験であり、ピンチをチャンスに変えて仲間の結束を強めることにつながる試練でもあるの
です。

　リフレームの例を以下に示します。

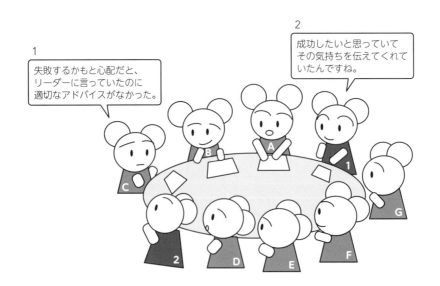

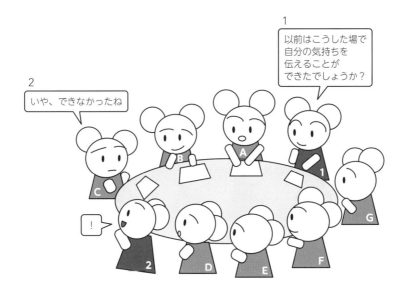

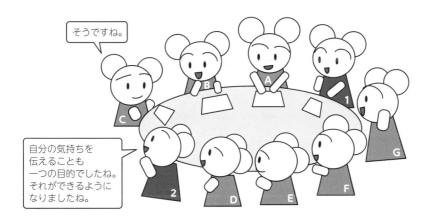

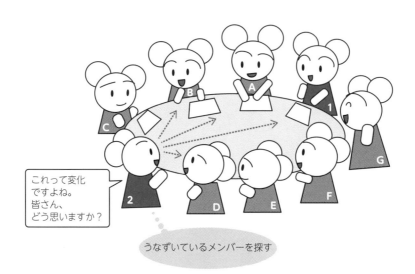

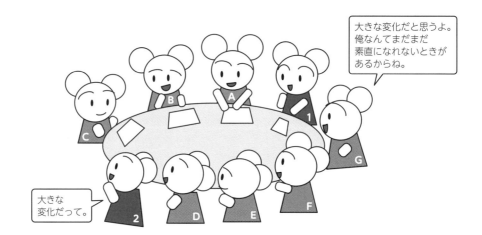

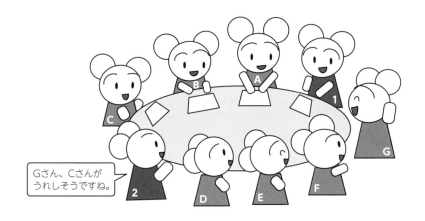

Gさん、Cさんが
うれしそうですね。

終結

　お別れの時が近づいてきました。グループの凝集性が高まっていればいるほど、参加者は名残惜しい気持ちになってきます。実際、町で偶然会うことはあるかもしれませんが、グループとして同じメンバーに会うことはもうなくなるのです。しかし、一期一会という言葉があるとおり、そうであるからこそ、「今ここ」を大切にして人とかかわることができるともいえるのです。短期のグループでは、終結に向けての準備はそれほど必要とはされません。長期のグループでは、グループのセッションのなかで期間が定まっていることを伝えながら、メンバーにより深くグループへの参加を促すことも大事になります。終結前に達成したい目標と終結後の目標の両方を導き出すような計画を立てることで、グループに対して肯定的な気持ちをもって終結を迎えることができるようになります。

　終結の段階では、お互いに感謝の気持ちを共有し、グループで共有した時間を分かち合うことができるようになります。リーダーはこの段階ではファシリテーションに徹し、話し合いを始め、終わらせること、治療や教育に焦点を当てずにメンバー自身やメンバーどうしに焦点を当てることで、メンバーの自助が促進されます。メンバーはもうリーダーのクライアントではなく、グループのメンバーでもなく、自分の道のりを歩いていく1人の人間であることをさりげなく伝えていきます。

　さて、最後のまとめは、プログラムの間にどんな進歩があったか、というのもさることながら、お互いに助けあい、学びあったことについて感謝の言葉を送り合うのが自然でしょう。以下は、あるグループ動機づけ面接での最後のミーティングの様子の再現です。参考にしてください。

◇◇

L1：いろいろな話が出ましたね。それで、この人のこんな話が参考になったなということ

をメモしてみてください。

（数分間、メモする時間）

L1：Aさん、どんなこと書かれました？

A：Bさんが言われたように、比較的時間のかかる趣味をもつのもいいのかなあと思いました。要は、空き時間があんまり多くならないような、そういった工夫をしてみるとよいということかなあと思いました。

L1：ありがとうございます。Bさんは、参考になったみたいですよ、彼が言うには。

A：はい。あまり考えず、そっちに没頭する、そういうほうがいいのかなあと。

L2：では、Cさん。

C：同じようなことなんですけど、失敗を恐れない。失敗したほうが面白いかもしれん。（皆：はははは）何がいけなかったかなとか、こうしたらとかああしたらとか。いろいろ出てくるもんで。成功だとこれしかない。こうやったらできたというだけ。なので、失敗したほうが楽しいかもしれん。自分的には。（皆：ふーん）まあ、ほとんど失敗してるんだけど。（皆：はははは）まあ、それはそれでいい。

L2：失敗することで新しい発見もありますものね。

C：自分の経験になってくるものね。今ここで失敗したことで、次のときに、こういうことがあったからということでそれが利用できる。

L1：学ぶ経験ということですね。

C：うん。だから今回失敗したからといって、それでどうということもない。

L2：挑戦していくということですね。では、Dさん。

D：早起き。（皆：はははははは）

L1：まあ、さっそく、取り入れてません？（皆：はははは）

D：早起きしないと作業療法に行けない。

L2：作業療法に行くのに、早起きが必要。

D：犬の散歩にも、早起きが必要。暑くなるので。

E：早起きが散歩になった。Fさんのね。

L1：じゃあ、Fさんどうでしょうか。

F：Dさんの、さっき相談するといった……。（皆：あああ）

F：やっぱ壁にぶち当たったとき、もうどうにもならなくなったときには、担当の主治医の先生や担当の看護師さん。（皆：はははははは）

F：まあ、僕の場合、Kさん。（皆：Kさん。ははは）

L1：そうですね。皆さんに全体を振り返ってまとめていただいて、今回で一応4回が終了になるので、私もちょっと寂しい気持ちもします。今回のグループはこれで終わりですけれど、ここから後は、一人の人間として、街で出会えば声をかけてください。この先いろんなことがあろうかと思いますけれど、山もあれば谷もあるかと思います

が、まあ、今日ここまで皆さんと一緒に話せて、私自身、非常に楽しい時間でした。

L2：そうそう、ここだけで話してくれることっていうこともたくさんあって、で、すごく、皆さんそれぞれが、自分のことについて、それから、ほかの人のことについて、すごく真剣に考えているんだなと思いました。なかなか普段の会話からは見えないことがたくさんあって、意外な発見もたくさんありました。楽しい4回でした。ありがとうございました。

L1：それでは、一言ずつ感想を言って終わりましょう。では、Bさんから。

B：こういう体験というのは、断酒会とかAA*とか、自分で言いっぱなしで終わっちゃうというところはあるんですけど、こういうミーティングの場合は、出された意見を参考にして自分の考えていることを話して、対話が成り立つ。そういう経験が良かったなあと思いました。

L1：はい。ありがとうございます。

G：Bさんの言うように、いろんな人の意見が参考になる、ドローン作りとか、AI作りとか、いろんなアイデアを出してくれたし。挑戦とかかね、人とのつながりみたいなこと、自分でも計画を立ててみようかなとか、皆さんの意見を参考にしながらやってみようかなと思いました。ありがとうございます。

C：4回、ありがとうございます。ほかの方も言われたとおり、いろんな人と話をするのは大切なことだなと感じました。人それぞれ考え方が違うと思いますが、それは話さないとわからないことだし。最初にここに来たとき、「何をやるんだろう？」（皆：はははははは）みたいだったんですけど。こうやってしゃべる、話し合うというのはいいことだなあと思いました。どうもありがとうございます。

D：ここに来たとき、どんなことするのかなと、すごい緊張でした。私、どうしようかな、と思ったんだけど。

L1：そんなに緊張して見えなかったけどね。（皆：ははは）

D：楽な感じで、思ったことを言えばいいんだ、ということがわかりました。そういう形のディスカッションだったと思うので、参加できてよかったと思います。ありがとうございました。

H：僕も最初はどんなふうになるのかなあと思っていて……。最初、犬派とか猫派とか、何言ってるんだこの人……、（皆：ははははははは）お酒と全然関係ないじゃないか、と。だけど、だんだん話していくうちに、自分自身、退院後のこととかも考えさせられるし……。

I：手品にはまっちゃったような気がして。

L1：犬を飼いたいと思ったとか。（皆：ははは）

*AA：Alcoholics Anonymous® （アルコホーリクス・アノニマス®）。アルコール依存からの回復を目指す当事者団体で、現在、180以上の国と地域に10万以上のグループが存在する。メンバー数は200万人以上。

H：大変面白かったです。ありがとうございました。
皆：ありがとうございました。お疲れさまでした。

◇◇◇

おわりに

　まず、何より本書を手にとってくださった方々に感謝です。本書は筆者の著書の中でも難産だった一冊と言えます。出版に賛同いただいたメヂカルフレンド社に敬意を表したいと思います。その好意に報いるためにも、本書が広く活用され、読者のお役に立てばうれしいです。

　出版に向けて活動している間に時代も変わり、「スマホ子守り」や「登校しぶり」など、幼少者に関するスマホ障害の問題が急浮上してきました。私自身も子育ての中でこの問題に直面し、スマホ依存防止学会（PISA）を立ち上げたりして、グループ動機づけ面接に時間を割けなくなってきました。そんな時に、すい星のように現れてきたのが関口慎治さんです。彼のおかげで、演習を加え原稿を仕上げることができました。ちなみに、スマホ依存防止学会（PISA）は、スマホの使い方ではなく、「スマホを持たせるのを遅らせたい」という親を応援する学会です。スティーブ・ジョブズも、ビル・ゲイツも、自分の子どもにはデジタルツールを持たせなかったと言います。ご興味がある人は、こちらhttps://uruuishishunki.wixsite.com/mysite-1を覗いてみてください。

2019年12月

磯　村　　毅

　本書の執筆について磯村先生からお声をかけていただいたときには、ただうれしく思いました。しかし、書き始めてみるとなかなか筆が進まず、自分にはできないのではないかという思いで、書きたい、でも書きたくないという両価性が心の中で渦巻きました。そこで、「グループにおける動機づけ面接」をもう一度読むことを始めました。両価性、過去の成功体験、スモールステップ……自分に当てはめながら読み進めると、徐々に自分の両価性が解消していくことを感じました。特に、スモールステップは役立ちました。少しでも動くと、そこからアイデアがでてくる。皆さんも、この本をきっかけに、全部をやらなくても、一部分から始めることで一歩を踏み出してもらいたいと思います。

　Baby steps.

2019年12月

関　口　慎　治

グループ動機づけ面接研究会主催
グループ動機づけ面接（GMI）リーダー養成講座

【内容】

グループ動機づけ面接の基本をチームコーチングやファシリテーションと比較しながら習得します。

グループ動機づけ面接の４つのフェイズに沿って演習を行います。

依存症の再発予防プログラム（SMARPP）をモデルにグループリーダーの実施演習を行います。

基礎的内容と応用的演習を組み合わせ、らせん式にスキルの向上を目指します。

先行学習者のファシリテーションによる屋根瓦方式を用いてグループ学習を行います。

基礎編・応用編・実践編の３段階ごとにそれぞれ１日半の研修を行い、研修範囲を網羅するとともに、研修と現場での実践を繰り返すことで技能の定着を図ります。

【講師】

磯村毅、加藤千洋、菅沼直樹、関口慎治、山田浩平、清水俊貴、他シニアグループリーダーチーム

事務局：藤田保健衛生大学 精神看護学 近藤千春

【申込・その他】

それぞれの回を単独でも申し込み可能ですが、できるかぎり３編あわせての受講をお勧めします。３編とも参加された方には修了証（グループ動機づけ面接シニアリーダー会員証）をお渡しします。上記内容は2019年度のものです。下記グループ動機づけ面接研究会のWebよりご確認の上お申し込みください。

https://uruuishishunki.wixsite.com/g-mi

〔著者プロフィール〕

磯村　毅
いそ むら　たけし

医師
予防医療研究所代表

トヨタ自動車産業医、トヨタ記念病院禁煙外来、藤田医科大学客員教授、JaSMINe（寛容と連携の日本動機づけ面接学会）代表理事、MINTメンバー、スマホ依存防止学会代表世話人。
2011年、イギリス　シェフィールドTNT（トレーナー研修）修了。2014年に米国アトランタTNTにトレーナーサポートとして参加した後、2015年にTNT-Japan（東京）にてリードトレーナーを務めた。
NHK「ためしてガッテン」への出演のほか、「リセット禁煙のすすめ」「二重洗脳」「親子で読むケータイ依存脱出法」など著書多数。

関口慎治
せき ぐち しん じ

看護師　公認心理師
医療法人財団青渓会　駒木野病院

JaSMINe（寛容と連携の日本動機づけ面接学会）理事、MINTメンバー、グループ動機づけ面接研究会シニアリーダー。
2015年、TNT-Japan（東京）(トレーナー研修）修了。

回復への意欲を引き出す！ 高める！　グループ動機づけ面接

2020年1月30日　第1版第1刷発行　　　　　　　　　定価（本体2,600円＋税）

著　者　　磯村　毅・関口慎治©　　　　　　　　　　　　　　　〈検印省略〉
発行者　　小倉啓史
発行所　　株式会社 メヂカルフレンド社

http://www.medical-friend.co.jp
〒102-0073　東京都千代田区九段北3丁目2番4号
麹町郵便局私書箱第48号　電話(03) 3264-6611　振替口座00100-0-114708

Printed in Japan　　落丁・乱丁本はお取替え致します　　　　　ISBN978-4-8392-1650-4　C3047
DTP／(有)マーリンクレイン　印刷／大盛印刷(株)　製本／(有)井上製本所　　　　　106099-250